難病・がんでもあきらめない！

患者22人の証言
ホロトロピック的
アプローチ
による
症状改善の実際

バイオレゾナンス医学会理事長
矢山クリニック院長
矢山利彦
Toshihiko Yayama

評言社

まえがき

本書のもとになる冊子を作ったのは、今から十年前、二〇〇五年の頃でした。受診される患者さんに希望を持ってもらいたい、バイオレゾナンス医学を説明するだけではなく、何回も読んで理解してもらいたいと思ったからです。それは、ゼロ・サーチという新しい装置を使ったバイオレゾナンス医学について、ほとんどの患者さんが本書にあるように「ウソでしょう」「信じられない」という思いをされるからでした。

Y．H．C．矢山クリニックでは、現在までに一万六千名を超えるカルテがあります。その一人ひとりを何十回もゼロ・サーチで診察して、「本当に人間は物質なのだけれど、エネルギー、そして波動的存在なのだ」と確信を超えた、あたり前感覚になっている自分がいます。バイオレゾナンス医学も学会組織ができて十年を過ぎ、全国大会も今年は六回目となり、百名を超えるドクターがこの方法を使って日々診療されています。

したがって、再現性という科学的要求は満たしていますが、本書は症例報告の形式なので、科学的エビデンスという見方をすると価値が低いと思われる医療者の方もおられると思います。本書は受診された患者さんのうち、興味深い方を選んで、親友の鶴一子先生に頼んでインタビューしてもらいできたもので、一般の書店に出すつもりはありませんでした。

「アンチの立場で自分のやっていることを見る目」、これはサイエンスの世界の住人には必須です。しかし、アートの世界は自分の思いをどこまでも追い求めるものです。医師として何とか自分の目の前に来た患者さんに元気になってもらいたいと思い努力を続けているうちに、外科医をやめて、漢方、気功、波動医学までできてしまいました。そして歯科と医科、西洋医学、東洋医学、自然療法を波動医学で統合するところまでやってきました。アンチの立場で見る目は持っていますが、この十年間に、治っていただく知識と技術は本書に集まっている内容よりさらに進んでいます。

例えば、がんのハイパーサーミアに少量の抗がん剤を併用した治療、糖質を制限してがんを兵糧攻めにするケトン食、このケトン食を注意深く行うことで、インスリンから離脱する糖尿病患者も出始めました。そして極めつけは、アメリカで開発された抗がんサプリメント「ジェネピック」です。

これはステージ4の乳がん患者が六カ月服用すると、八十四％にがんの消去が見られたというデータ付きです(マレーシアでの二百十例)。この追試を含んだ臨床も、Y．H．C．矢山クリニックで始まりました。結果は一年ぐらいで出るはずですが、がんの種類を問わない根本的な機序で生じる効果を、大いに期待しています。

がん治療を自分の仕事としている医師は、たくさんのがん患者さんが亡くなっていく現場にいます。現在の医療で手を尽くしても亡くなっていく多くの方々を見ていくなかで大きなストレスを感じます。そのストレスに対応する様は医師個人個人で異なり、また画一的にマニュアル化できるものでもありません。

私も時には、「何でこの仕事を選んだのだろうか」「他にすることがあるのではなかろうか」と、何度も何度も悩み考え続けてきました。「自分で選んだ道だもの」と思い返し、ここで転向したら今まで診療して亡くなったがん患者の方々に対して、胸をはった生き方ができないと思い返してきました。しかし、どうやらここにきて、がん患者さんに希望のもてる方法が出てきたようです。それが本書を一般に出そうと思ったきっかけでもありました。

世界的に見て、医療は大きく変わろうとしています。いや変わらなければならない時期にきています。そこには医療の技術論というより、人間存在は「物質ではあるが、エネルギーであり、波動を持っている」という量子論に立脚した人間理解が必要だと考えられます。

船井幸雄先生は「天地自然の理法にかなっていることならば、まじめに生命がけで努力を続けていけば必ずうまくいく」と、よく私に語ってくれていました。

量子論は宇宙を貫く根源の理法です。したがって、人間はエネルギー存在で波動を持っていることは根源の理法にかなった考えといえるのです。

まだまだ努力は足りないと思いますが、このことに多くの方が気づき、医療そして人間社会がより進化したものになることを願って努力を続けています。そして、本書をお読みになられた皆さま方の世界認識の変容のきっかけにしていただければ、これ以上うれしいことはありません。

二〇一五年六月吉日

矢山 利彦

もくじ◉難病・がんでもあきらめない！

——患者22人の証言　ホロトロピック的アプローチによる症状改善の実際

2

第1部

なぜホロトロピック的アプローチが必要なのか

1 「怪しい医師」への道

あるセミナー旅行のとき同行された人生の先輩と尊敬する天外伺朗（てんげ・しろう）さんが、私に「怪しい医者」という形容詞を付けてくれました。いわく、二十世紀最大のほめ言葉だと。普通であればネガティブな言葉ですが、あやしい魅力という意に受けとって、この形容詞を気に入っています。

実際に、西洋医学、東洋医学、医科と歯科の統合、波動医学、さらには気功や呼吸法、ホメオパシーなど、医療にさまざまなものを導入している私の医療を初めて見れば、「この医者、何者」という？？？マークが頭に浮かんでくるようです。

「怪しい」はまだいいほうで、同じ医師からは「科学的なエビデンスがない」と言われることもあります。

しかし、どのように批判・批評されても、私には「患者さんが治る喜び」を「みる喜び」があります。とくに現代医療では完治が難しいとされる数々の難病やがんの治療において、実際に治っていく患者さんをみると、「自分のアプローチも大きく間違っていない」と確信できたし、再現性のある方法論も確立されてきました。

その実態は、本書の後半部分の「証言集」でご確認いただけます。その前に、天外さんが付けてくれた「怪しい医師」について、私がなぜそうなったのか、医師人生のなかでつかんできた理論や方法論、体験や考え方などを知っていただければありがたいと思います。

❶気の宇宙観――Ｋｉコスモロジー

気は本来、誰でも持っている

気というエネルギーを自分の認識の世界に組み込んでいく作業が「気功」というものです。つまり、手で気を感じ、耳で気を感じ、目で気を感じ、五感すべてで気を感じ、さらにダイレクトに気そのものを感じ、それがどんなものであるのかわかるようになり、また気を手から出し、目から出し、声にのせて出し、さらに思いにのせてダイレクトに気を出すことを意図的に行えるようになる具体的な方法論が、「気の訓練」「気功法」なのです。

この方法論は、ちょうど乳幼児がさまざまな対象に触れながら周囲の世界を認識していくのに似ています。そして、とても興味の湧く対象もあれば、ちょっと痛い目にあう場合もあります。この乳幼児が、自らのなかにコスモロジー（cosmology＝宇宙観）を確立していくプロセスは、周囲の人々のコスモロジーの影響を受け、それらと同一になろうという傾向を持っています。

私の二男を見ていてそれがよくわかりました。彼が幼稚園に通うころ、私は物に気を入れる実験をさかんにしていました。友人を招いて食事をしていたとき、気の話になり、ビールに気を入れて味を変えることをやってみたのです。気功を少しやると誰でもできるようになりますが、このとき、友人は非常に驚き、喜んでくれました。これを見ていた二男は、今度は自分がしてあげると言って、小さな手で新しいビール瓶をはさむようにして気を入れる仕草をしました。飲んでみると、驚いたことに、ビールの苦味が全くなくなっていたのでした。

友人も「これはスゴイ、よく教えましたね」と驚きました。しかし私は、息子にビールに気を入れる方法など一度も教えたことはありません。これ以来、息子は、友人と私がビールを飲んでいるとやって来て、ビールに気を入れるのが常でした。味がまずくなるのでしなくてもよいと言っても、友人たちが驚き、ほめてくれるのがうれしいらしく、止めませんでした。

これを見て私は、気の能力は本来、誰でも持っていて、使っていないだけという持論は正しい、と確信しました。そして、息子の気の能力がこのまま順調に伸びていけば、どんなことになるだろうと期待もしたのです。ところが彼は、小学校に入るとピタリとこの「気を入れる」ことを止めてしまったのです。やってごらんと言っても、いやだと言ったきり、なぜしないのと聞いても答えず、パフォーマンスは終わってしまいました。

後年、息子にビールに気を入れるのを止めてしまったのはどうしてなの？　と問うてみたところ、「人と違うことをするのがイヤだったから」というのです。この例のなかに、気というコスモロジーを取り巻く状況を考えるヒントがありそうです。

ヒトのＯＳは簡単には変えられない

もう一つ、興味深い動物実験の事例があります。子猫が生まれてすぐに、縦縞を描いた部屋に入れ、頭を垂直に保ち、体は自由に動かせる装置をつけてしばらく生活させた後に、装置をはずして自由に歩かせると、子猫は横の棒を全く視覚にとらえることができずに、ぶつかっても乗り越えることができませんでした。つまり、子猫の認識する世界には横のラインが存在しなかったのです。この例からわかることは、認識の構造には、ある前提条件、プログラムが存在しているということです。コンピュータに例えるとよくわかりますが、ヒトの脳という超高性能コンピュータも基本ソフト（OS＝オペレーティング・システム）があり、そのOSで作動するさまざまなアプリケーション・ソフトを形成しています。このアプリケーション・ソフトを変更することは容易なのですが、基本ソフト（OS）を変更することは簡単ではありません。逆に非常なる抵抗が生じるものなのです。

私が気や気功を教えて、最も受け入れてもらえない職種は、じつは医師です。その理由は、医学の認識のOSは、ヒトは物質であって、気を認めるということは、この前提に対する異論を突きつけることになり、OSの変更を迫ることを意味しているからなのです。

医師になるための最初の衝撃をともなう体験は、人体の解剖実習です。献体を順々に分解していく作業はヒトが臓器の集合体であるという、西洋医学へ入っていくための強烈なイニシエーション（通過儀礼）として機能しています。そして、ここから生理学、生化学、薬理学と、生きた人間の病気について学ぶ前に、徹底した「人間機械論的ソフトウェア」が柔らかい頭のなかに注入されることになります。こうして出来あがってきた基礎医学の基本ソフトの上に臨床医学のソフトウェアのシステムが載って、医師の頭のなかで作動しているわけです。

ここに気という生体エネルギー論が入る余地はありません。東洋医学では気が基本ソフトですが、これを正面からとらえることはしないで、気は機能を意味していると言い換えてすましています。そして、漢方薬や鍼灸という技術を医療にうまく運用することを主眼とする東洋医学については、これも医師になるときの人間機械論が一種の呪縛となって、気を無視するか否定的に受け止めてしまっていると言わざるをえません。これでは、漢方薬や鍼灸の本当の素晴らしさを発揮するのは難しいと思えます。

やはり、Ｋｉコスモロジーを自らのなかに構築していく作業が本質的重要性を持っていると痛感するのです。

いかにして自らのなかにＫｉコスモロジーを確立するか

人も動植物も鉱物も、存在しているものはすべて「気」を持っているというＫｉコスモロジーを自分のなかに作り上げていくにはどうしたらよいのか。その答えの一つが気功法となります。

「先生は外科医だったのに、どうして気功なんて始めたんですか」という質問をよく受けます。

「あなたも気功を練習すればわかるよ」とか「病気を治すために研究したんです」と答えることが多いのですが、本当は、あまりこの質問には答えたくありません。それは苦労話と自慢話になりそうだし、思い出すと穴のなかに入ってしまいたいような気分になる出来事も少なくないからです。

マハーサマーディ研究会のツアーでペルーに行ったとき、マチュピチュなどの遺跡の石造物から出ているエネルギーを「ゼロ・サーチ」という私が開発した装置で調べたことがありました。そのとき、前述のように天外伺朗さんから「怪しい医者」というありがたい称号をいただき、怪しさの単位を「1ヤー」ということにしようとバスのなかで話があり、参加者に多いに受けたことがありました。私からみると、ソニーでアイボを開発した人が、マハーサマーディ研究会という、いかによい死を迎えるかという会を主宰しているのも相当怪しいもので、1ヤーの十倍を「1テン」にしようと提案したところ、さらに受けたのでした。

しかし、このことは一つのショックとなり、〝怪しい医者〟という言葉が私の頭のなかから離れなくなりました。そうか、自分はやっぱり怪しい医者だったんだ、でもいつからこんなふうになったのか、なんでこうなったのだろうと疑問が湧いてきます。

私の原風景

瞑想しながら考えていると、三つのビジョンが浮んできました。心のなかの深い部分を話すことは、いささか恥ずかしいのですが、人生も後半になって、Ｋｉコスモロジーが自分のなかで確立してきた過程を振り返るのも何か意味があるのでしょう。

まず最初のビジョンを話しましょう。

福岡県の田川という田舎に生まれた私は、元気な少年でした。家は山の中腹にあり、何をするにも山道を上ったり下ったりしなければならないので足腰も自ずと強くなり、現在の体力の基礎となったようです。コンピュータもない時代、私の遊びは工作でした。家は農家でさまざまな工具や大工道具がそろっていました。

工作大好き少年が最初に夢中になったのは、ゴムを巻いてプロペラを回す竹ヒゴの飛行機でした。小遣いをためてキットを買っては何十機と作りました。初めはなかなか飛ばないが、工夫してよく飛ぶようになって、山の中腹から飛ばすと、スーと向こうの空に吸いこまれていくように飛んでいく。そのときの気持ちのよさは、今思い出すとツーと涙が出そうになります。また、ラジオを作るのにも熱中しました。うまく鳴らないラジオの回路をテスターなどで調べて直し、よい音が出たときの快感は今でも忘れられません。

この工作少年の記憶は、「あきらめずに工夫を続けていると、すばらしい快感がやってくる」というプログラムを私のなかに作ってくれたように思うのです。

次に浮かんできたのは、大学に入って空手をしたことでした。現代人は、生身の体で互いに打ったり蹴ったりする体験がほとんどないので想像ができないと思いますが、これは本当に痛いし、負けたときの悔しさは他では味わえないものです。夜中に痛みで目が覚めて、湿布を貼ったり氷で冷やしたりしていたことが今ではなつかしく思えますが、当時は、どうしたら強くなれるかを求めて練習方法や技を工夫し、実際に空手の組手で効果を確かめるということを続けました。また、強い先輩の動きや技を頭のなかでイメージし、それを防御したり破ったりするシミュレーションを夢のなかでもやっていました。そんなに熱中できたのは、負けたときの悔しさが強烈なバネになっていたからです。

空手部での生活は、こんなふうに負けん気が人の何倍もないと続けられないので、四〜五十名も新人が入部するなかで、四年間続けられるのは三〜四名ということになってしまいます。私はケガをしても一回も練習をサボったことがなかったし、小さな骨折は練習しながら治していました。脛骨を折って入院したときも空手をやめる気は一度も起きなかったことは不思議でした。こうして国体の選手に選ばれるくらいまでになることができたのでした。

この体にしみこんだ記憶は、負けても負けても、負けたと思って「心が折れてしまわなければ負けではない」というプログラムを植え付けてくれたようです。また、練習や技を工夫していった方法論は、気功法を自分で編み出すときに本当に役に立っています。

次の思い出は、研修医のとき、一生懸命に治療した患者さんが亡くなって何回も泣いたことでした。もちろん人の前ではないのですが、布団のなかで、病気が治るのだったら神様にでもお祈りするとフト思ってしまったことがありました。今思うと、これが怪しい医者になり始めのターニング・ポイントとなったように思えます。

工作少年や、空手に熱中しただけだったら、あたり前のよい医者ですんでいただろうに、工夫と努力という自力でなんとかしてきた自分が、神だのみなどという他力にすがりたいなんて、口が裂けても人に言えるものではない。そこで「神だのみの手前なら何でも治療法を研究し試してみよう」と思い定めました。

❷どうしたら治るのか —— 病気治しへの道

漢方を学ぶ

そして、最初に取り組んだのが漢方だったのです。大学卒業後、内科、外科、小児科、産婦人科、救急などローテーションで研修できることが魅力で入った福岡徳洲会病院では、ムチ打ちの患者さんが数多く受診されていました。

ムチ打ち、頚椎捻挫は、じつは多様な症状を呈します。頚から肩の痛み、頭痛、頭重感、眼精疲労、耳漏、顎関節症、咽頭部の異常感、動悸、狭心症に似た胸部圧迫感、食欲不振、手指のしびれ、腰痛、そして不眠、最後にこれらの症状が何年も続くために、うつ的気分となって仕事や家庭生活に支障をきたすまでになります。

患者さんは症状をなんとか治そうと、それぞれの臓器の診療科を受診します。そして、その科でさまざまな検査が行われますが、何も異常が発見されることはありません。医師は「異常がありません」と説明しても症状を訴えられるので、それぞれの症状を抑える薬を処方することになります。薬は何種類も重なると副作用を引き起こしてくるので、それに対する薬がさらに加わったりして、もう患者さんは両手にかかえるほど薬袋をさげて帰るようなことも起こってきます。

薬をたくさん飲んでも治らないとなると、理学療法が行われるようになります。首の牽引療法、低周波治療、磁気治療、マイクロウェーブ療法、整体療法などを何年も続けている患者さんも少なくありません。これらの療法も場合によっては副作用があります。例えば、頚椎が歪んでいると診断されてそれを強い力で矯正されたために症状が悪化したり、マイクロウェーブ装置は弱い電子レンジなので、電磁波による障害も無視できないものがあります。

ムチ打ち症について述べていくと一冊の本になりますが、研修医のときにこの治療で本当に苦労しました。大学病院での研修は、典型的、教科書に載っているような疾患の診断、治療について学ぶのですが、徳洲会病院は、年中無休、二十四時間診療をセールスポイントにしていましたので、仕事を終えてから受診するムチ打ち症の患者さんがたくさんいました。

その治療法について先輩の医師に尋ねても、「矢山君、ムチ打ち症はたいした病気ではないので、鎮痛剤と精神安定剤とビタミンを処方しとけばいいんだよ」としか答えてもらえませんでした。また、本や文献を調べても決定的治療法は見つからないのでした。

患者さんが治るためには神だのみの手前なら何でもやってみようと思い定めたことは前述のとおりです。重症の入院患者さんに対しては、知識も経験もない方法論を用いることは許されませんが、ムチ打ち症は生命の危険はないし、漢方薬はさまざまな不定愁訴といわれている症状に効くらしいと知っていましたので、漢方の勉強に取り組んだのでした。ちょうどその前年に、漢方薬が保険でエキス剤として使えるようになり、漢方の勉強会が福岡で始まっていたので参加しました。

現在ほど漢方の本や情報はありませんでしたが、勉強していくと、今まで不定愁訴と思っていたものが何と漢方ではきっちり説明のつく「定愁訴」だったのです。薬局長にお願いして効きそうな漢方薬を取り寄せてもらい使ってみると、ムチ打ち症に劇的効果が上がる症例が出始めました。

先輩の医師たちは、ムチ打ち症患者さんが受診に来ると私の外来に行くように指示するようになり、私の外来はムチ打ち症の患者であふれるようになったのでした。こうなると漢方の勉強にも熱が入り、漢方の勉強会でムチ打ち症の治療について発表したり講演するまでになりました。

現在の私の漢方に対する認識のレベルからみれば未熟なものでしたが、当時は一生懸命でした。周囲の医師からは「富山の薬売り」と言われ、また「そんな何とも知れない漢方なんて勉強する時間があったら正統医学の本をもっと読みなさい」、さらには「漢方なんてやめろ」とまで言われたこともありました。

漢方だけでは限界がある

現在、漢方医学は大学のカリキュラムに入ろうとしていますが、当時はそんな状況だったのです。そんななかで外科医の院長だけは、「患者さんに害がないのなら漢方を使ってもよい」と許可してくれたのでした。私は感激して、西洋医学もおろそかにならないよう両方の勉強に努力を続けました。

こうして漢方の腕は上がっていったのですが、困ったことが起こってきました。それは、ムチ打ち症のなかでも、漢方薬だけでは完治していかない難症が私の外来にたまり始めたのです。

そこで、次に鍼の勉強に取りかかりました。運のよいことに徳洲会病院のリハビリ室には鍼灸師の資格を持つ先生が二人いて、鍼治療も行われていました。

私は自分の体のツボに鍼を打ってもらうことを始めました。すぐに鍼の打ち方を会得して、手の届く範囲は自分で打ち、背中や頭はプロに打ってもらいました。毎日、昼休みや夕方になると、リハビリ室に行って鍼を打ったり打たれたりして、ベッドに寝ていると、鍼が入ったあたりからジーンとしてきたり、温かくなったり、時には二日酔いで胃のあたりがムカムカしているのがスーと治ったり、いろいろな体験をしました。

一通り自分の全身のツボに鍼を打ち終わるころには、難治のムチ打ち症も漢方と鍼治療の合体でなんとか満足のいく効果を出せ、軽症はすぐに治せるようになりました。看護師さんの肩こりなども治してあげて、「鍼師」と言われてちょっと得意になっていましたが、こうなると噂を聞いてさらに難物のムチ打ち症が外来に集まるようになったのでした。

難物のムチ打ち症が徳洲会病院での私の外来に集まるようになり、それまでは鍼と漢方を組み合わせた治療で多くの症例を治せたのに、どうしても治っていかない「超難治のムチ打ち症」が残っていくようになりました。

医師は、すんなり治った症例より、苦労した症例のほうが記憶に残るものですが、今でもそんなムチ打ちの症例を思い出すことができます。例えば、ムチ打ちの症状のため仕事ができなくなって解雇されそうになって悩んでいた男性、主婦業が何年も満足にできなくなって家庭不和となり、夫から「おまえと結婚して俺は大損だ」と言われた女性、ムチ打ち症から性的不能となり婚約解消になった若い男性など……。超難治のムチ打ち症の患者さんは体の症状に加えて、心に深い悩みを抱えていました。

こういう患者さんが数十名も通院してくると、診療するほうも大変なのです。漢方を服用して鍼を打つと、しばらくは症状が和らぐのですが、日常生活のなかに悩みの原因があるため、再診したときにはもとの状態に戻ってしまいます。

「気」との出会い

「○○さん、治せなくてゴメンネ、ムチ打ちを上手に治せる先生がいたらすぐに紹介するからね」と患者さんに言うと、「治療してもらうと、少しはよくなるからいいです。それに自分も病院、整体、鍼、とあちこちずいぶん回りましたし……」とか、「先生があきらめずに、いろいろ漢方や鍼を工夫してくれているのでそれでいいです」という答えが返ってくることもありました。また、「先生、○○がしびれて痛いんです。夜も眠れませんでした……早く治してください」と、ずっと症状を訴え続け、鍼を打っても、一度も改善したと言わない患者さんもいました。

今考えてみると、このような患者さんは皆、治っていくための力、すなわち「気の力」が減ってしまっていたのです。しかし当時は、気に対する認識は漢方や鍼の文献に言葉として載っているのを頭で理解しているだけで、「気の力を立てなおす治療」は視野に入っていませんでした。

ちょうどそのころ、東洋医学会の重鎮であった勝田正泰先生が、中国から気功師を招請してセミナーを開くことを知ったのでした。病気を治すためには、神だのみの手前なら何でもやってみる、と思い定めていた自分としては、〝気〟について勉強しようと思ったことは自然の成り行きだったようです。

朝の早い便で大阪のセミナー会場に着くと、受講者はまだ誰もおらず、一人の白い服を着た男性が立っていました。話しかけてみると気功の先生で、日本語もお上手でした。名前は揚自正さんといい、脳外科の医師で、武術の訓練から気を体得していったとのこと。私も自分の略歴を話し、ムチ打ちを治すために気功を勉強したいと伝えると喜んでいただき、「これが気です」と、両手の間に気のボールを作って私の両手の上に乗せてくれました。

これが人生で初めての気の体験でした。私が気を感じられることを知って、それから三十分ぐらい、揚先生はマン・ツー・マンで手ほどきをしてくれました。長年空手をやっていたおかげか、なかなか素質がいいと言っていただき、二〜三年も練習すれば、気の力で病気が治せるようになると言ってもらったのでした。

これがきっかけとなり、気の世界に足を踏み入れていきました。揚先生から習ったことは、気のボールの作り方、ストレッチ系の体の動き、そして「小周天を達成すると気も出せるし、自分の病気も人の病気も治せる」ということでした。以来、手に気のボールを作る練習と、「小周天」ということについて、古い文献を調べたり、ヨーガの教典を調べたりして勉強をはじめました。

O—リングテストを医療で活用してみる

手に気のボールを作ることは、初めは微かな感じだったものが、三カ月もすると確かな感覚となり、夜、布団に入って気のボールを作っていると本当にリアルな実体として認識できるようになりました。小周天については、本にも書きましたし、別の機会に述べることにして、次に〝怪しい医者〟へとさらに大きく傾いていったきっかけは、O—リングテスト（以下、ORTと略す）でした。

このORTは、米国在住の大村恵昭医師が開発し、米国の特許も通っている人間の反射機能を使ったテストです。現在、一般の人もORTについて知っている方が増えており、講演会などで「ORTを知っている人は挙手願います」というと、六十％くらいの方が手を挙げるようになってきました。

ORTの存在を知って、私は、久留米在住の下津浦医師のところまで習いに行きました。彼は日本のＯＲＴの草分けで第一人者です。また、大村先生のセミナーにも参加して、ＯＲＴができるようになった私は、これを外科の領域で使うことはできないかと研究を始めました。

まず行ったのは、抗生剤の選択にこれが使えるかどうかでした。当時、佐賀県立病院で外科医として働いていましたので、手術後の感染症は頻繁に起こり、抗生剤を使う機会も数多くありました。抗生剤を投与する前に、血液中の菌を培養同定するための採血を行い、予想される細菌に効くだろうと推定される抗生剤を投与します。しかし、この方法は予想と推定を掛け合わせて抗生剤を決めるという、科学になっていない方法なのです。これは何とかならないものかと私はいつも考えていました。

感染症に対して抗生剤が有効であることは一般の常識ですが、いざ実際にこれを使う段になると、事はそれほど簡単ではありません。感染を引き起こす菌は頻度の高いものからまれなものまでほとんど無数にあるし、使う抗生剤は数十種類もあって覚えきれないほどです。

ではどうするのかというと、「たぶんこんな菌がいるだろう」と予想し、「それにはこの抗生剤が効くだろう」と推定して一つの抗生剤を投与するわけです。

この方法は、予想×推定＝全く不確実という、未科学的な方法なのですが、実際に行ってみると、けっこうそれで解熱して感染症が治まってくるのです。医師はそんな経験を積み重ねて自分のよく使う処方ができてくるのですが、この方法は「empirical（経験による）」という訳語があてはまります。ところが「empirical」には「やぶ医者の」という意味もあり、「empiricsm」は「いんちき医者の手口」という意味すらあります。

O—リングテストで選んだ抗生剤が劇的に効いた

一方、ORTを使って抗生剤を選択すると、事態は全く一変します。その最初の症例を今でも鮮明に思い出すことができます。

Aさんは当時四十三歳ぐらいの男性で、私が胃がんの手術を行った方でした。術後三日目を過ぎて、右上腹部の痛みと発熱が起こってきました。超音波で検査すると、胆のうがパンパンに膨らんでいます。これは胃手術後の胆のう炎で、早く適切に治療しないと危険です。場合によっては再手術の必要もあります。

私は薬局に行って、三十種類以上もの抗生剤の小ビンを全部借りてベッドサイドに持っていきました。そして、元気で素直な一人のナースに助手になるようお願いして

ORTで抗生剤を選び始めました。まず、ナースの左手の人差し指を、服を上げて肌を出したAさんの胆のうの部位あたりに置いてもらいます。そして右手では親指と人

差し指でO－リングを作ってもらい、私は、両手の親指と人差し指でつくったリングでナースの右手のO－リングを開くのです。ナースの左人差し指を移動させていくと、胆のうの病変部位にくると、右手の力が激減して指が開いてしまいます。この状態で抗生剤をAさんの胆のうの部位に置いて、力が強くなる抗生剤を探していくのです。そしてナースの力を強くした数種類の抗生剤のなかから、さらに最も力を強くする抗生剤が最も効くだろうということになります。

そのORTのプロセスは何回やっても、おもしろく不思議な感じがするものですが、このときのAさんとナースの驚いた表情は、今も忘れられません。これで選んだ抗生剤を使ったところ劇的な効果が表われ、Aさんは数日のうちに回復しました。抗生剤もORTで最も効くものを選択すると、これほどの実効があることにびっくりして、以来、自分や後輩の患者さんで術後の感染症が起きたときはORTで抗生剤を決めて著効を上げていました。

それで判明してきたことは、患者さんがまだ元気なときは、ORTで効くと推定される抗生剤はたくさん存在するのですが、体力が落ちてきた状態では効く抗生剤の数は限られたものになるということでした。また、そういうときには、ほとんどの場合、真菌（カビの類）の感染も同時にあり、細菌に対する抗生剤と真菌に対する抗生剤を併用しなければ速やかに治癒していかないのです。

「おまじないのような非科学的なことはやめなさい」——先輩医師の批判

ともあれ、抗生剤を上手に使うことができるようになり、それはよかったのですが、重大な問題が起こってきました。医局で二人の先輩の外科医から、「君は病棟で怪しげな方法で抗生剤を選んでいるそうだね、説明しなさい」と問い詰められたのでした。

私は「O–リングテストという方法で、物質が持つ波動的情報を生体が感知して、反射的に力が変化し、適・不適を判断できるものです」と説明したのですが、「波動とは何か、生体のどこにそのような波動をキャッチするメカニズムがあるのか、またどうして力が変化するのか、体のなかに薬が入る前に効果がわかるなどということはありえない、そんな非科学的なおまじないのようなものはすぐにやめなさい」と言われました。

「たしかにこのテストのメカニズムは、今までの知識では説明できませんが、何回してもそうなるという再現性があり、患者さんに一切の負担がないどころか、大きなメリットが期待できるのでやめるわけにはいきません」と私は答えたのでした。

外科医の世界では二人の先輩医師に言われたことはほとんど絶対命令なのですが、

このときばかりは命令を聞くことはできませんでした。それから起こったさまざまなことは省くとして、その事件以来、ORTをもっと多くの医師に受け入れられるようにするにはどうしたらよいかを考えるようになりました。それと同時に、ORTが露わにしてくる人間と自然の秘密についてもっともっと知りたいという欲求が生じてきたのでした。

そのような追求を続けてきた結果、これはもう世界認識を、波動や気と言われるものをきっちり組みこんだものにするしかないという結論に達し、それを「Kiコスモロジー」と呼ぶことにしたのです。

二人の先輩の発した疑問は、もっともなもので、これに完全に答えられてはいませんが、ほのかに答えが見えてきました。

認められつつあるO-リングテストの有効性

ORTは、人間それ自体が測定器として働くという新しい方法です。現在までの科学的方法の範囲では測定は機械を使って行い、人間はその結果を読み取る作業をするだけです。ところがORTでは、人間は五感以外の感覚を使って、知りたい対象のエネルギー的情報を感知しており、それが筋力の強弱として現れてくることを認めざるをえません。

ＯＲＴは学会も発足し、そのノウハウを熱心に学ぶ医療者が増えてきています。そして臨床上は再現性のある非常に有効な診断方法として認められつつあります。それにつれて、「そんな怪しい方法はやめなさい」と、私が先輩に否定されたような状況は少なくなっています。ＯＲＴが普及することは大いにけっこうなことなのですが、これを医療上の単なるノウハウとしてのみ留めておくのはあまりにももったいない。ＯＲＴの奥にある「人と自然の秘密」について、もっともっと考え研究する必要があります。

すべての存在はエネルギー的情報を放出している

人は自分のものの見方、世界観について、日常生活のなかで疑問を持つことはほとんどないし、その見方が間違いないと信じています。誰も錯覚や歪んだ見方でものを見ようとは思っていません。

我々はこの世界は物質でできているという眼鏡をかけたまま、そのことを全く自覚していないのではないでしょうか。ＯＲＴを真剣にくり返していると、すべての存在はエネルギー的情報をその周囲に放出していることが眼前の事実として、そして肌身に触れる感覚として自覚されてきます。そうすると、この世界は物でもあるけれど、エネルギーでもあると実感をともなって認識されてくるのです。

医学者のウィルヒョらが十九世紀の半ばころ、人体は細胞の共和国であり、病気の原因も個々の細胞にあり、細胞の栄養的・機能的・形態的変化にこそ疾病の本体があるという「細胞病理学説」を提唱して以来、医学においてこの考え方は主流として続いています。

医師がこの病気はいったいどうなっているのかと追究するとき、必ずこの細胞病理学説が根本にあります。そして病理学的診断が、いわば一般社会における最高裁判所の判決と同じように位置づけられており、それに少しの疑問も抱かれません。

患者さんが不幸にして死亡され、その原因が判断できないときは、病理解剖を行い原因を究明しています。そうすると臨床的データでは思いもつかなかったような病変が発見され、臨床医は自らの知識や技術の不完全さを思い知らされたり、推定していた病変が明らかになってやっぱりそうだったのかと思ったり、このように病理学的診断は非常に重く大きなものなのです。それが最終結論として存在しており、前述したように誰もそのことに疑問を唱える医師はいないのです。

エネルギー体の病理学

しかし、ORTを行いながら人間の病気を追究していくと、細胞病理学説では見えなかったものが見えてくるようです。その一つに、電磁波の生体に与える影響があります。

誰にでもできる実験を紹介しましょう。携帯電話の番号を117と押して通話状態にすると時報が聞こえてきます。左腕を伸ばしきった状態で携帯電話を持って右手で作ったO-リングを他の人に開いてもらうテストを行います。この状態ではほとんどの人は指の力は弱くなりません。そこから、10センチ間隔で携帯電話を耳に近づけていき、そのたびごとにORTを行うと、あるポイントより頭に近くなると指の力が全く弱くなってしまいます。どうがんばっても耳に携帯電話を接触させた状態では指に力が入らなくなります。

このとき、体に何が生じているのでしょうか。顕微鏡で確認できるような変化が細胞に生じているとはとうてい思えません。現在のところ、この現象のメカニズムは、脳のほぼ中央にある松果体という外界の電磁波を感知できる器官が関与しているだろうと考えられていますが、それより詳しくは解明されてないようです。脳や電気生理学の研究者がこれを研究して明らかにしてくれると、細胞病理学ではわからなかった

「エネルギー体の病理学」が成立してきて、電磁波が人体、生命体に与えるネガティブな影響が認知されるのではないでしょうか。

潜在感染を推定

ＯＲＴを実習し、実際に臨床で応用していると、医学の教科書に載っていない驚くべきことがわかってきます。

ＯＲＴの講習会で開発者の大村先生の研究された結果が公表されました。慢性の痛みがある部位には必ずといってよい頻度で、ヘルペスウイルス、サイトメガロウイルスの潜在感染があること、糖尿病の原因の一つに膵のウイルス感染があること、動脈硬化の部位にもマイコプラズマなどの感染があることなど、難病、難治症には必ずといってよいほど病原体の潜在感染が存在すると推定されました。

そして、これらの病原体を除去する方法として、ヘルペス、サイトメガロウイルスに対しては、魚の油から抽出したＥＰＡやＤＨＡが有効なこと、細菌に対しては有効な抗生物質をＯＲＴを使って選択できることが示されました。また、がんの部位には、ほとんどの場合、水銀の沈着が推定されること、電磁波にさらされた部位にはがん遺伝子が発現してくること。その他にも医学界ではまだ認められていないが、それが真実ならば医学を大きく変えることを余儀なくさせるような仮説が数多く呈示されました。

今述べた内容は十年以上も前のことで、現在のORTでの新しい知見はもっと進んでいます。その内容は興味のある方は調べることもできます。

このようにORTは上手に使うと本当に素晴らしい情報を手に入れることが可能となります。しかし、問題点が全くないわけではありません。それについて考えることは、ORTの欠点をあげつらうことが目的ではなく、前述したように、このテストが人間と自然の秘密を開示してくれる可能性を持つと考えられるので、真の姿を知りたいという願いからなのです。

O–リングテストの問題点

以下のようにORTにも問題点があり、私は、ORTはその状況を知るための一つの推計測手法と考えて使っていますが、当然、医療においては他の装置なども使い、まず患者さんの状況、病因をさまざまな角度から推測するようにしています。

①O–リングテストで得られた結果は、既存の科学的方法で得られた結果とは同等ではないこと。すなわち、「推定」と「仮説」を立てたとすべきこと。

②Oーリングテストの結果は、検者が変わることによって差異が生じる可能性があること。
③同一の検者が行っても、思いこみやイメージによって結果が変動すること。
④同一の検者でも、体調や体内の異物の有無によっては結果が変動すること。
⑤テストを行う場の環境、例えば電磁波ノイズの有無などによっても結果が変動すること。
⑥病気の診断技法として行い続けると、ネガティブな波動的情報の影響を検者が受けること。

こうした問題点があったとしても、ORTの結果を虚心に受けとって考えるならば、人間も物質も、そして空間までもエネルギー的性質を有していることを認めざるをえなくなってきます。そして、それらが相互に影響を与えあっているのが世界の真の姿と思えて仕方がありません。

❸人は気の感覚「気覚」を持っている

日本人に自然にそなわった「気覚」

人は視覚、聴覚、嗅覚、味覚、触覚の五感で外界の情報を受けとり、脳がこれを処理して認識が成立しています。しかし、今まで述べてきたように、五感だけではなく波動的情報、すなわち「気」の情報もじつは感じていることが明らかになってきました。

これを「気覚」と名付けて、五感と同様に人の基本的な能力という共通認識としたらどうでしょう。これはなにも全く新しいコンセプトというわけではなく、じつはそんなことはあたり前でしょうというレベルのものなのです。我々は日常会話のなかで「気」という言葉をよく使っています。広辞苑を開いてみてください。

「気」

①天地間を満たし、宇宙を構成する基本と考えられるもの。またその働き。

・風雨、寒暑などの自然現象。「気象・気候・天気」

・万物が生じる根元。「天地正大の気」

②生命の原動力となる勢い。活力の源。「大いに気を吐く」「気勢・精気・元気」
③心の動き・状態・働きを包括的に表す語。ただし、この語が用いられる個々の文脈において、心のどの面に重点を置くかは様々である。
・（全般的に見て）精神。「気を静める」「気がめいる」「気が狂う」「心気」
……中略
④はっきりとは見えなくても、その場を包みその場に漂うと感ぜられるもの。
・あたりにみなぎる感じ。「殺伐の気」「鬼気・霊気・雰囲気」
・呼吸。いきづかい「気が詰まるような部屋」
⑤その物本来の性質を形作るような要素。特有の香や味。け。「気の抜けたビール」

続いて、気が合う、気が改まる、気がある…と八十以上も慣用句が示されています。広辞苑の気の説明は、余すところなく気の全体像を与えてくれます。一度じっくり読んで、日本人が「気」をどのようにとらえていたのか再認識してみてください。ついでに和英辞典で「気」を引くとおもしろいことが見えてきます。disposition, nature, intend, indeed, incline, tempt, feel like などを用いて、「気」を使った日本語の慣用句を翻訳はできても、直接「気」に相当する言葉はないようです。

日本人の世界観（コスモロジー）には、古くより「気」がきちんと組み込まれていました。しかしおもしろいことに、西洋から導入された学問を行うとき、我々の脳内の言語中枢は「気」という言葉を使うことを忌み嫌うようにプログラムされているようです。東洋医学は「気の医学」といってもよいほど「気」という言葉が出てきて、それに違和感がありません。

一方、西洋医学には「気」に相当する言葉が全く存在しません。vital force（生命力）と直訳しても、検査データや画像診断には関係ないので、議論の対象とはならないのです。

このため、西洋医学を学んだ医師が東洋医学に入っていこうとするときに大きなハードルが生じます。つまり「気」という言葉を、西洋医学のソフトウェアに入れようとして非常に困難や抵抗を感じるのです。

西洋医学のOSは「気」を理解できない

人は理解できないことに対しては不快感を持つのが一般的反応です。外科医として働きながら、漢方薬や針治療を臨床のなかに組み込んでいく間は大きな抵抗もなく、むしろ西洋医学で解決できないさまざまな症状を緩和できる便利な医者だったのですが、「気」の研究を始めたとたんに非常に大きな抵抗が生じてきました。しかし、どう考えても漢方医学や鍼灸の本質をつかむには「気」を研究するしかないという結論に至り、「気」の研究を続けていくうちに、外科を離れ「怪しい医者」となってしまいました。

その後、漢方を研究するグループのなかで「気」の研究成果を発表するようになったわけですが、これもどういうわけか「おもしろいので一緒に研究しましょう」という流れに至りませんでした。そして「気」という言葉を使っても議論がかみ合わなくなってしまったのです。これは今考えると伝える力量が足りなかったこともあるでしょうが、「気」をリアルな実在と実感すればするほど、「気」を言葉、記号、概念として使う立場との距離が生じてきたのだと思えます。

そして東洋医学、漢方や鍼を本当の意味で自在に使いこなすには、気を認識する力「気覚」を目覚めさせることが必須条件だと思うのです。

Q「気覚を目覚めさせるにはどうすればよいのですか？」

A「気功の訓練を続けるとよいのです」という答えになりました。

Q「気功ならどんな気功でもよいのですか？」

A「とりあえずはどんな気功でもよいのです。しかし気覚を目覚めさせるという目標を持ってください」というアドバイスはさせてください。というのは、目に見える動作のみのくり返しではなかなか「気覚」が目覚めないからなのです。

気の研究で明らかになった生体エネルギー

気の研究や、あるいは波動測定装置を使ったバイオレゾナンス医学を実践し考察してみると、人体はまちがいなく、薬物や病原体が持つエネルギー的情報をキャッチしているという事実を受け入れざるをえません。それからさらに、人体は物質的存在であると同時に、エネルギー的存在、つまり人間はエネルギーのボディを持っており、物質のボディとエネルギーのボディが合わさった存在が人間の真の姿であるという結論が導き出されてくるのです。

気や人体のエネルギーに関する研究的情報の量は、ここ十年くらいの間に飛躍的に増えてきており、正統を自認する科学者や医者もそれを異端として一笑に付したり無視したりできないようになってきました。

人間が物であると同時にエネルギーであることを認めると、漢方薬、鍼灸、ホメオパシー、フラワーエッセンス、ハンド・セラピー、さらには遠隔外気といった代替療法をいちおう統一的に視野のなかにとらえることができてきます。しかし、ここでまた大きな問題が浮びあがってくるのです。

その一つは、エネルギーのボディとはいったいどんなエネルギーなのかという質問なのです。エネルギーに関する物理学定義は決まっており、あいまいなフワフワしたムードで語れるものではありません。

例えば、こういう会話が起こってきます。

A「人間は臓器・細胞・遺伝子・タンパク質と物質的要素によって構成されている。そして、遺伝子もほぼ解明されたことだし、病気、がんや難病も解明されて克服される時代がやっとくるよ」

B「いやそんな楽観視はできないよ。人間は物でもあるけどエネルギーでもあるので、エネルギーの面からも治していく方法を考えないと、本当には治らないと思うよ」

A「エネルギーって言うけど、それはどんなエネルギーなの？　測ることはできるの？」

B「ハンド・セラピーを行うことのできる人の手から振動する磁気が検出されているんだ。一方、骨折の治療などでは実用化しているけれど、振動磁気で組織の損傷が速く修復することが知られている。だから人体は磁気エネルギーの性質があると言えるんだ」

A「なるほど。細胞が生きているときは、膜の内外でイオンを出入りさせて電気を発生させているから、人体それ自体が電磁気的性質を持っているということは肯定できる。そこまではハンド・セラピーの原理として認められるけれど、君が以前言っていた、全く離れた場所から気を送って治療する遠隔外気についてはどう説明するんだい。人体から磁気が出ているとしても、微弱すぎてそのエネルギーが遠隔地に届くとはとうてい考えることができないんだが」

B「たしかに遠隔外気を磁気エネルギーで説明することは難しい。しかし遠隔外気という現象が存在することは確かなんだ」

A「それは、誰か知人、さらには信頼している人から君の病気が治るように祈っているよと言われれば、暗示効果で症状が改善する可能性があるということか」

B「アメリカではそれを検証する実験が行われたんだ。心臓病手術後の患者さんを全く差が出ないように二つのグループに分け、一つのグループの患者さんに遠隔治療を行う実験がなされた。もちろん、患者さんも、医師にも暗示効果が生じないように遠隔治療を受けているかどうかわからないような手続きで、さらには治療者と患者さんが一度も接触することがないような条件で実験が行われたんだ。

その結果、統計学的に疑いようのない治療効果が現れたんだ。この現象はもう暗示によるものとはとても言えないと思う」

A「……」

B「こんな研究を行うところがアメリカのすごいところだと思うけど、この現象が本当に成立するならばその原理は何なのだろう」

A「量子力学の世界では全く離れた粒子同士が、互いに影響を及ぼし合う現象が知られているんだが、これはミクロの世界のことで、人間の大きさのレベルでこれが成立しているとは知られてない。理解不能だなあ」

というようなわからないことが次々に生じてくるのです。

では、我々は実際どうしたらよいのでしょうか。

物理学をはじめとした自然科学がもっともっと発展して、人体のエネルギーのボディについて教科書に載るまで待つのか、それも一つの考え方、生き方です。あいまいな事象にはタッチしないという信条もあってよいと思います。しかし、問題を解決するために、私の場合は、病気を治すという切実な必要性のために、人体を物質として見る方法論のなかだけでは解答を得るのが難しく、一方では、二〇〇〇年以上前から実績を上げてきた、人体を〝気〟と見て治療する方法論に触れ、その効果を実感したのです。

怪しい医師への道を少し振り返ってみましたが、「人間は物でもあるが気でもある」「人間は物質のボディを持つと同時に、エネルギーのボディを持っている」ことは自然界のなかでの真理であることは確信できることです。いや、今ではそのことは意識化されないくらいあたり前になったように思います。

2 新しい疾患モデル――「五つの病因論」――

❶五つの病因論について

病名は一万以上でも原因は五つに集約される

「五つの病因論」ができたのは、十年以上も前のことです。千人以上の患者さんのカルテを見直して、人がなぜ病気になるのかを探っていくうちに五つの病因が浮かびあがってきました。

①金属汚染――歯、水
②電磁波――ジオパシックストレス
③潜在感染――ウイルス、細菌、カビ、寄生虫
④化学物質による汚染――シックハウス、食品添加物、残留農薬
⑤内因、精神的ストレス

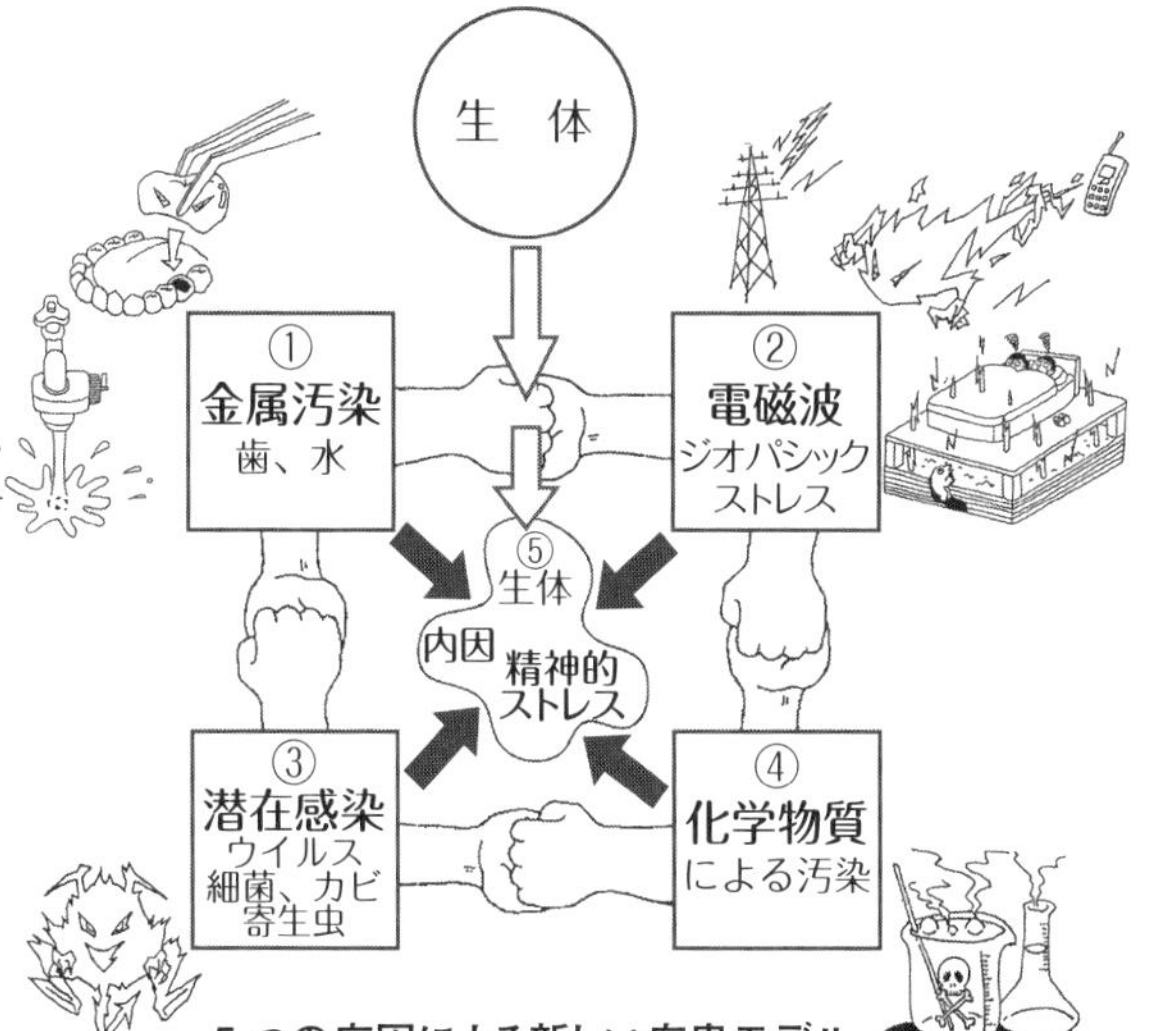

5つの病因による新しい疾患モデル

病名は一万以上あるのに、病因は五つなんて、ホトンデスカ？　自分のなかでもアンチの考えがありましたが、バイオレゾナンス医学のドクターたちが、この仮説にのっとって臨床を行い、やっぱりそうだったのかと賛成の意見はあっても、おかしいという反対意見は今まで全くありません。

　人が病気になる、体調不良になるには、必ずその原因があります。「原因と結果の法則」は医療にも当てはまります。ところが、多くの現代医療の現場では、患者さんの症状など顕在化している部分を薬などでつぶす、抑えるという対症療法です。原因への追求はあまりなされません。

一つの病因が複数の症状をつくることはよくあります。手足がしびれたり、内臓疾患があったり、精神的なものまで影響します。その一つの病因、例えば、体に害を及ぼす歯科金属を除去するだけで、これら複数の症状が同時に消えていく事実を私は多くの症例で経験しています。これら五つの病因を除去していけば、人間の体は健康になるようにできているのです。

現在の臨床医学では、感染は問題にしていますが、金属汚染、電磁波、化学物質の害についてはほとんど考慮していません。それは通常の血液検査やX線での画像診断では、これらの害について調べることができないからなのです。これに対して、ゼロ・サーチ（※）という全く新しい装置を使って波動的に病因を推定し（バイオレゾナンス的測定）、害のない方法で病因を除去すると、生体の回復力が働きだし、病名を問わず病気が治っていきます。そして、ストレスを減らせるよう気功などを行うとさらに健康度があがっていきます。

本書で紹介する症例はいずれも難病やがんという、現代医療では治療が難しいとされる疾病ばかりですが、証言にあるように「治った」「症状が大幅に改善された」「がんが小さくなった」のも、いずれも五つの病因を除去していくところから治療を始めています。こうした事例からも、五つの病因論の正しさがわかると思います。

人はどうして病気になるのか

人はどうして病気になるのか——この根源的な問いに対して、見かけ上は病気の原因は数限りなくあるように思われていますが、煎じつめると病気の原因は五つのカテゴリーに帰着してしまう。そしてこの考え方に立つと、病気を根本的に治せるだけでなく、健康を増進し、もう病気にならなくてすむという新しい考えを紹介していきたいと思います。

この理論を提唱し始めた私は、理論を口でとなえているだけではなく、毎日、この理論にのっとって患者を診断し、治療するという実践を行っています。

※経絡エネルギー測定器「ゼロ・サーチ」について

人間の体は物質であると同時にエネルギーです。このエネルギーを古来より〝気〟と呼んできました。この〝気〟の状態を調べるために創られた器械が「ゼロ・サーチ」です。矢山クリニックでは、必要に応じて、X線、CTや血液検査などの西洋医学の検査も行ったうえで、ゼロ・サーチで〝気〟の状態を調べます。生体の微細エネルギーの状態や変化を検知することのできる装置「ゼロ・サーチ」は、特許を取得しています。
〔特願2008−133526　エネルギー検知装置〕

二〇〇一年十二月十二日に矢山クリニックを立ち上げ、受診された患者数は一万六千人を超えています。この方々全員に「五つの病因論」を適用して治療を行い、その有効性を確認しています。

病気の名前はもう無数といってよいほどたくさんあり、新しい疾患の名も次々に生まれています。自分の専門分野ならいざ知らず、科が異なると、聞いたこともない病気があるのは、医師の間でも常識で、そのため自分の専門以外の疾患を診療するのは医師にとってタブーとなっています。

しかし、くり返しますが、この「五つの病因論」は今まで診たすべての患者に適用することができ、この疾患モデルから逸脱した例外はまだ出会ったことがないのです。そしてその有効性は、関節リウマチなど多くの難病を治すところまできています。

がんに対しては「治す」と言えるところまできていませんが、本書の冒頭に述べたように、どうやら「治せそうなものができてきた」と、臨床試験を始めたところです。つまり、これまでは不治の病、どの医療機関からも見放された難病に対してガップリ四つに組んで戦えるようになったのです。もう、医療者も患者もあきらめなくてもよいと言えるところまできました。

❷第一の病因――「金属汚染」

金属汚染が問題にされないのはなぜか

金属汚染を第一にしたのは、その重要性に対して、あまりにも医学界、そして一般社会において認識されていないからです。金属汚染から免れている人はほとんどいないと言ってよいほど重大な問題なのに全く自覚されてない。しかも病気を引き起こす大きな原因、いや最大の原因と言ってもよいほどなのに。

なぜなのか――ヒトという生命体は長い生存の歴史のなかで、病気の原因物質が体内に入ってきたとき、それを排除し、自分自身を守るという仕組みを創ってきました。そして、その反応が生じたとき、それを自覚できるようにできています。

誰にでもわかるのは感染症です。風邪や食中毒を思い浮かべれば納得できるでしょう。これは生命にとって病原菌が生存を脅かす大きな原因だったので、これに対して何重にも防御システムを進化させてきた結果なのです。一方、金属汚染はほとんど生命体にとって問題になりませんでした。なぜなら、さまざまな金属を精錬という地中から引っぱり出す方法ができたのは、歴史的に見ればほんの近頃のことで、生命体は、金属汚染に対してほとんど防御システムをそなえていないと言ってよい。全くないというわけではなく、金属排泄のための酵素を体内に持ってはいますが、感染に対するシステムとは比べようもなく貧弱です。したがって、感染症にみられるようなアラームシステムとしての体の反応は金属汚染では起こってこないのです。これが金属汚染に対して人々が無自覚、したがって問題意識を持たない理由と言えます。

私の歯科金属汚染

なぜ私が、金属汚染を問題にし始めたのか、その話をしてみましょう。今から十数年前のこと、肩こりが始まりました。気功を練習した後はとれるのですが、しつこいこわばりが後頭部、頚、肩に徐々に起こってくる。このくり返しが続くので針治療や漢方薬を服用してみるのですが、効果はやはり一時的なものに過ぎませんでした。なんとか原因を見つけようと、気功でいう「内視」、自分の体のなかをみる瞑想をある日曜日の朝やってみました。すると肩こりがどうも顎のほうからやってくる、そして口のなかに何か違和感がありました。原因はここにあるのかもしれないとひらめいたのです。

洗面所に行って口のなかをしげしげと見ると、何とアマルガムが六カ所、パラジウム合金も六カ所ぐらいありました。今考えると、何と恐ろしいことかと思うのですが、その当時は知識がないのだからしかたがありません。

アマルガムは、水銀と他の金属との合金です。歯科用充填材としては、銀六十五％以上スズ二十五％以上のアマルガムが使われています。このアマルガムが体にとって有害であることは、自然療法や代替療法を学んでいる人間にとっては常識になっています。

「これだったのかー」と納得して、さっそく次の日に当時勤務していた病院の歯科に行き、友人の歯科医にアマルガムをはずしてほしいと頼みました。理由を尋ねられて「アマルガムが肩こりの原因になっているのだ」と言うと、「そんなことはない。金属アレルギーの原因にはなるかもしれないが、肩こりの原因になるなんて聞いたこともない」と、厚生省や歯学界も認めているよい治療方法なのだと言って取り合ってくれないのです。

歯科金属除去直後に改善

アマルガムが肩こりの原因にちがいないという気の直感により、いやがる友人の歯科医に何とか頼みこんで除去してもらいました。その直後、スーと目の前が明るくなって、頭と肩が軽くなり、気分まで愉快になってきました。それから二週間くらいは、あれほどしつこかった肩こりが全く消失して快調そのものでした。やっぱりアマルガムが原因だったのだと自分の体の直感に自信を持ったのですが、またもや肩こりが始まってしまいました。

困惑しながらも、再び「内視」してみると、今度も肩こりは顎のあたりから発生しています。それでアマルガムを除去した後に残っている銀色のパラジウム合金が何か悪さをしているにちがいないと推定したのですが、そこで疑問が湧いてきました。アマルガムは溶けやすく、成分の水銀がアレルギーを引き起こすと言われており、体に害を与えていることは容易に納得できるのですが、パラジウムはほとんどの人が歯科金属として口に入れており、これが体に悪いとはそれまで読んだどの本にも書いていなかったし、もちろん耳にしたこともありませんでした。

それでも、体からのシグナルに従って友人の歯科医に、今度はパラジウム合金も全部はずしてほしいと頼んでみました。さすがにこれは「それは絶対にできない」と強く断られてしまいました。困った私は、学生時代、空手部の一年先輩だった村津和正歯科医に電話でパラジウム合金が害を与えるかどうか相談してみました。返ってきた答えは「パラジウムが体に悪いとはまだ誰も言ってないんだが、自分はそのことに気がついて、パラジウムを全部はずして、独自に考案したゴールドの合金に置き換えているんだ。そうすると肩こりどころか長年の体の不調が劇的によくなっていくんだよ。よくパラジウムが体に悪いと気がついたね」とのこと。

やっぱりそうだったのかと自信を持った私は再度、歯科に出かけました。友人の歯科医は村津歯科医とも知り合いで、村津君がそう言ったのかと驚いていました。「パラジウムが体に悪いかどうかを自分の体を使って実験してみたいので、ぜひともはずしてほしい」という再三の頼みに根負けした彼は、それならはずしてもよいが、取った部位に今度は何を入れるのかが問題だという。私は実験ついでに「右側は二十金で左側はセラミックにしてほしい」と依頼しました。彼は最初しぶしぶながらだったのですが、パラジウムをはずすたびに、私が「肩が軽くなった、頚が軽くなった、頭が軽くなった」と喜ぶのを見て、徐々に熱心に治療を行ってくれました。

忙しく働いている者にとって、同じ職場で歯科治療ができたことは、ほんとうにありがたいことでした。この経験がなければ、現在の歯科・医科統合にたどりつくことはできなかっただろうと思います。パラジウム除去治療が終わると、肩こりは完全にとれて何週間たっても再発することはありませんでした。これに力を得て、私は歯科金属の害を調べてみようと思いたったのです。

なぜ歯科金属を取ると体調がよくなるのか

すぐに患者さんにはできないので、長年気功を続けている仲間に、体のどこかにしつこいこわばりがないかどうかを尋ねてみました。すると自分が感じていたように、気功をすると楽になるが、頚や肩、背中にこわばりや軽い痛みがあるという人が何人もいました。

その方たちに自分の歯科治療の経験を話して、金属除去治療を試みてほしいと頼んだのです。治療が始まると、驚いたことに私が経験したような、金属がとれた直後から の体調の改善が全員に見られました。十数名の気功の仲間たちが治療を終了した頃には、歯科金属が体に害を起こしていることは確信となっていました。しかし、そうなると大きな疑問が生じてきます。金属が溶けてイオン化し、アレルギーを引き起こし、主として湿疹などを生じることは理解できるのですが、どうして「こり」や「痛み」を生じるのか、また除去した直後、ほとんど瞬間的と言ってもよいくらいに改善反応が出るのかが理解できませんでした。

確信的な症例

アマルガムなどの歯科金属が長年の頭痛や肩こりの原因となっていることに確信を

持ちながらも、金属を除去した直後から劇的な症状の改善が起こってくるメカニズムは何だろうという疑問をもったまま日々臨床を行っていると、今でもありありと思い出すことのできる二人の症例に出会いました。

一人は小学校四年生の少年、母親に連れられてやって来ました。見るとしょんぼりうなだれている。母親が言うには、(息子は)このところ元気がなくなって朝起きれない、起きてもフーとため息ばかりついている、好きな料理を作っても途中でいらないと言って食欲も減ってしまった、という。「どこか小児科で診てもらいましたか?」と尋ねると、「どこにも行っていない。じつはこの子の兄が喘息だったのを先生に治してもらったことがあり、兄が先生に診てもらうよう強くすすめるので受診した」とのことでした。

そうなるとこちらも気合が入ってきます。聞けば、こうなる前は剣道をしていて元気だったといいます。一通り診察して口のなかを診ると「アマルガム」が一カ所入っていました。母親に「このアマルガムはいつ頃入れたのですか」と問うと、症状が出る三カ月前だったとのこと。そこで「お母さん、これはまだ医学的に証明されたことではありませんが、歯科金属のアマルガムが頭痛などの不定愁訴の原因となることがあるようです。私はそのことに気がついて、今まで自分を含めて十数名に歯科金属を除去する治療を行ってよい結果を見ています。お子さんのアマルガムをまず除去してみませんか」と勧めてみました。お母さんは「やってみます。でも代わりに何を入れてもらったらいいんですか」と積極的な反応をしてくれました。「多分エステニアという材料がよいと思います」と答えてメモを渡しました。というのは、このころ歯科材料について調べ始めており、「レジン」からは有害な化学物質が溶け出るという情報を知っていたからでした。

薬は何も処方せずに一週間後に再診、少年は今度は元気になっていました。「あれからすぐに歯科で先生の言うとおりにしてもらったら、二日後には元どおり元気になり、剣道もできて、よく食べるようになりました」とのこと。この反応にはこちらのほうがウーンとうなってしまいました。

もう一例は小学校六年生の少女、主訴は頭痛。脳波・CTの検査を行ったが原因不明、痛みのため二カ月学校にも行けないとのこと。やはり「アマルガム」が入っていました。前の症例のことを母親に説明して、今度は同じ病院の歯科に行ってもらうよう手続きをして、治療後、漢方外来に立ち寄ってくださいと言っておきました。

数時間後、ニコニコして少女が現れました。頭はもう痛くないと喜んでいます。母親は不思議そうな顔をしていましたが、二週間後にもう一度診せてくださいと言って帰ってもらいました。そして二週間後には全く症状なし、今度は母親も喜んでおり、あのまま学校に行けなかったら、この子の人生はどうなることかと心配していたと話してくれました。

歯科医から大反発

この二つの症例以来、歯科金属の問題には真剣に取り組まざるをえない状態になってしまいました。それまで漢方薬で症状がある程度までは改善しても治りきるところまでいかない患者さんに歯科金属除去の治療を勧め始めたのですが、これが全く困難をきわめました。ほとんどの患者さんは歯に違和感を持ってない。また歯科金属から体に問題を生じてくる可能性についても情報を持っていないから仕方がないのです。

「先生、私は歯には全く問題はありません。治療したばかりで痛みもなく何でも噛めます」

「歯からこんな症状が起こるなんて聞いたこともありません」

「この歯の治療にお金も時間もかかったのに、またやり直すなんてできません。歯科の治療は苦痛なんです。あれを思い出すと体がこわばります」

などなど、こんな反応になんとか説明して、もとの歯科医へ受診してもらうと、また大変なことになりました。それは、今度は歯科の先生から患者さんが叱られて戻ってくるようになったのです。

「自分は問題が生じるような治療はしてない」

「そんなことは、歯科学会でも言われてない」

「あなたの主治医は頭がおかしい」などなど。

そこで別な歯科医に詳しい紹介状を書いてお願いするのですが、これもなかなかすんなりとはいきませんでした。それでも、金属除去治療をしてくれる歯科医が数名市内にできて、患者の症状もさらに改善し始めてホッとしていたころ、また問題が起こりました。

同じ病院のもう一人の歯科医がすごい剣幕でどなりこんできました。患者さんが友人の歯科医ではなく、そのもう一人の歯科医に間違って受診したのがきっかけでした。いろいろと説明したのですが、「そんなエビデンスは存在していない、やめないなら院長に訴える」ということで、決裂です。

その数日後、院長から呼び出しがありました。

「君はなにか歯科について変なことをやっているそうだね」とのお言葉。この方は、東洋医学は大病院には必要なく、開業医でやるべき医療だと日頃からおっしゃっていた方です。私の説明にも同意は得られず、「今後、気をつけるように」とのことでした。

歯科金属の害

「病気が治るならなんでもやってみる」と私は心に決めていたので、歯科金属除去について院長や歯科医から批難されてもめげる気持ちは全くありませんでした。しかし、自分のやっていることに対する「論理的説明」は欠かすことはできません。そこで、歯科金属の害について文献を調べてみました。

すると、金属アレルギーについてはかなり研究されていることがわかりました。アレルギーに関する免疫学は大学院で研究していたので理解に困難はない。金属アレルギーが生じているかどうかは、皮膚に疑わしい金属の溶液を塗った小さなパッチを貼って、皮膚の発赤などの反応を見るのが一般に皮膚科で行われているので、さっそく検査薬を取り寄せて患者さんに歯科金属のアレルギー検査をしてもらいました。

これで反応が出れば、文句なしに歯科金属除去を勧めることができると大いに期待して行ったのですが、何人行っても全くといってよいほど反応が出ない。このパッチテストで反応がなければ、金属に対するアレルギーはないだろうと一般のドクターは思うのです。しかし、私は免疫の専門家として簡単には引き下がれません。

そもそも免疫反応の程度は、体の部位でかなり違います。全身に激しい病状を出すような状態なら皮膚でもパッチテストで反応を起こすだろうが、体のどこか局所のみで免疫反応が生じている場合は、皮膚で反応を起こさないことがあってもよいのです。しかし、パッチテストで反応なし＝アレルギーではないと考える歯科医がほとんどなので、紹介状を書いて患者さんに受診してもらっても、「パッチテストでアレルギー反応が証明されたなら、金属除去の治療をしましょう」という答えが返ってくるのでした。

もう一つの可能性は、歯科金属の害がアレルギーによるものだけではないということです。それは、歯科金属を除去する症例が増えるほどわかってきました。金属を除去した直後からすぐに症状の改善が生じてくる、痛みがスーとひいてきた、痒みが半減した、頭が軽くなったなどの声が何度も聞かれます。何しろ顔つきまで変わってしまうこともあるのです。眉に皺をよせて険しい顔をしていた人が、フワーとゆるんだいい顔になる。愁眉を開くとはこのことかと思うほどです。こういう現象をみると、こっちもうれしくなって歯科金属の問題は何が何でも解明してやるとファイトが湧いてきました。

治療直後に改善反応を生じるのは「自律神経が関与しているにちがいない」と考え

られます。鍼灸の研究では、治療効果の一部は自律神経が働いて生じていることがわかっています。鍼を打って体や顔がフワーとゆるむ現象は、歯科金属除去直後にみられる現象によく似ていることに気がついたので、顎の周囲に鍼治療を行ってみました。すると、頭痛、肩こり、咽頭の異常感などが著減する。それは歯科金属を除去したときの反応にそっくりでした。顔に鍼を打つことには抵抗のある人も多いので、直径1ミリぐらいの金粒と銀粒を使って、顎の周囲のツボ治療を行ってみました。これは好評で、鍼を刺される恐怖もないし、金粒、銀粒は肌色のテープでカバーしているので、そのまま数日治療を続けることができるのでした。

そして患者さんは、自分の症状が顎のあたり、つまり歯科金属から発生しているという説明に納得してくれるようになりました。もっと詳しく説明する場合は、「歯科金属が自律神経の異常を引き起こしているのだろう」という場合もありました。ここまでくると、最終解答のちょっと手前まできています。

そうこうするうちに、佐賀県立病院のなかでは、このような治療を続けていくのが難しくなってきました。それでは、自分がトップの場を作って続けるしかない、つまり開業するしかないということになってしまったのです。公立の検査設備とかいろいろな科がそろっているところで東洋医学を広げていき、東西医学が融合した医療を行おうと思って外科医をやめ、漢方と気の研究に専念してきたのですが、突き進んでよい結果が見えてくるほど周囲との軋轢が生じてくることになりました。

宴会の席で先輩のドクターから「君はまだオウム真理教のようなことを続けているのかい」と言われたことを思い出します。「あれに比べれば可愛いものですから、気にしないでください（笑い）」と言って怒りを飲みこんでおくしかありませんでした。「もっと周囲の人がわかるように文献やデータで説明しなさい」と言われても、誰もやっていないことに文献もデータもないのだから仕方がありません。

「患者さんを実験台にしているのか」という批判に対しては、治療法として確立されている方法を上手に組み合わせて行っているのであって、全く人体に使われたことのない未知の物質や方法を使う実験などではないことは少し考えればわかるはずだ、と答えるしかありませんでした。

開業したものの…

ともあれ、なんとか開業にこぎつけ、誰にも文句を言われずに、歯科金属を除去しながら漢方で治療していこうと思っていたのですが、それは大きな誤算でした。

なんとかクリニックをオープンし、歯科金属除去が必要な患者さんに説明して、それまで通院していた歯科医に紹介し始めたところ、また歯科医からの強い反発という大きな問題がやってきました。患者さんが聞くに耐えないような言葉で歯科医に叱られたといって帰ってくるようになってしまいました。そうこうするうちに、歯科医師会から電話がありました。

「あなたのやっている医療には大きな問題がある。ついては説明を求めるので出頭してください。そのときには県の医務課の責任者も同席しますので、そのつもりでいてください」とのことでした。

できるだけトラブルがないようにと独立したのですが、個人の開業医では、県立病院の医師とは違って風当たりもますます強いことになってしまったのです。しかし、患者さんが治るために真実を追求するのが医師の根本の義務であり、そのことは歯科医師も同様であるはず、そう考えてどのように対応したらよいのか探り始めました。歯科金属を除去した直後の体が楽になる反応は、アレルギーという免疫系の反応としては短時間すぎる。そうすると、自律神経系を介した反応にちがいない。神経は電気シグナルで作動しているのは常識……。

歯科金属の電流を測定

そこまで考えを巡らせたとき閃いたのです。高輪クリニックの小原先生と陰山先生が歯科金属から出る電気を測るドイツ製の器具を見せてくれたことを思い出しました。さっそく小原先生に電話したところ、ありがたいことにその器具を一台貸してもらうことができました。

ワクワクしながら患者さんの歯科金属に測定器を当ててみると、私は目が点になってしまいました。何と測定値が350ミリボルト！　我が目を疑うとはこのことです。人体のなかで強い電気を出している心臓の電気出力は心電図で測ることができます。その心電図で心肥大の基準値が3・5ミリボルト。それ以上は異常なのです。その値の何と百倍もの電圧が何回測っても出てくる。人体はこれを感じていないのだろうか。患者さんによく尋ねると、スプーンが口のなかに入るとピリピリするという答えが時にあるくらいでした。

しかし、心電図の百倍もの電圧が人体に害作用を起こしていないとはとうてい考えられません。そこでこの電気を抜きとることを考えました。電気はご存知のように電子の流れです。電子を貯水池から水が流れるように供給できるのが電池、電子を吸引して貯めることができるのをコンデンサーという。このコンデンサーの性質を使って歯科金属からの電気を吸収する装置を作ってみたのです。そして、患者さんに説明して、金属からの電気を抜きとってみました。すると驚くべきことが起こりました。「アレー、頭が軽い、頚の痛みもとれている」と患者さんが言うのでした。そうなることはある程度予測はしていましたが、本当にそうなるとこちらも驚きます。これが歯科金属からの「放電テラピー」の始まりでした。その後、痛みを有する患者さん百人に放電テラピーを施行した結果、平均３４０ミリボルトの電圧が50ミリボルトまで低下し、そのときに体のどの部位の痛みでも九十％の患者さんで十あった痛みが五以下になることがわかったのです。

私はこのデータを持って歯科医師会幹部との会合に出向きました。歯科の先生方は、こんなデータは見たことがないとの反応でしたが、歯科金属から電気が出ていることは「ガルバニック電流」と名前が付いていて、歯科の教科書にも載っていること、ただ、今までにそれを急速に放電したときに痛みが著減することは報告されていなかったことを説明して、事実は事実として認めていただくことができたのでした。これで歯科金属を除去することは根拠に基づくもので、矢山クリニックの医療に問題があると厳しくとがめられることはなくてすみ、ホッと胸をなでおろしたのでした。

その後、保険医療の勉強会でもこの歯科金属からの電気の問題を報告させてもらう機会を得て、金属を除去する医療に関して大きな批判を受けることはなくなりました。勉強会のお世話をしてくれたある歯科医は、その後、矢山クリニックに三回見学に来られて、ご自身で事実を確認され、金属除去治療を開始されました。ほんとうにありがたいことで、その先生の勇気に最大の敬意をおぼえます。

自然な生活に金属は入らない

人の口のなかには一切、金属を入れないのが自然の摂理にかなっていることは間違いないことですが、このことを実行することは本当に難しい。

患者サイドから言うと、①時間がかかる、②コストがかかる、③家族の理解が難しい。歯科医のサイドから言うと、①今までの歯科医療と反する、②適切な歯科材料を選択するのが難しい、③金属を除去して入れた材料の噛み合わせを適切に調整することが難しいことなど、技術的にもたくさんの問題点があります。

講演会などで歯科金属の問題を話すと、全員、金属を除去しなければいけないのかという質問を受けることがよくあります。この質問には正確に答えることができません。というのは、体に全く問題のない人の歯科金属を除去したことがないからです。ただ言えることは、さまざまな治療を行っても改善しない難治症、難病になったとき、もしかしたら歯科金属が治癒をさまたげているかもしれないということを思い出していただきたいということです。

口腔内の化学物質も問題

歯科金属の問題はこのくらいにしますが、同じ口腔内の歯についてはまだ重大な問題が残っています。それは抜髄という治療に使われているFCまたはペリオドンというホルマリンを含んだ薬剤の害についてです。

これも自分の体験がきっかけでした。左上顎に虫歯ができて、ときどき痛みがありましたが、診療に追われて治療する時間がとれませんでした。出張先でひどく痛み、夜も眠れないほどでも、自分で自分に鍼治療をして何とか痛みを消し、翌日、佐賀の知り合いの歯科に駆け込みました。

先生いわく「これはもう細菌が歯髄に入っていますので、防腐処置が必要です」と。歯はご存知のように単なるカルシウムの固まりではなく、なかに神経と血管が通っています。その部位を歯髄といいますが、そこに細菌感染が生じると神経を刺激して強い痛みが生じます。そのため歯髄を抜きとり、残った細菌と組織を消毒するため、ホルマリンを含んだ薬物を歯髄腔に入れる処置が一般的に行われています。

通常はその薬物を入れても患者は何の違和感も訴えないらしいのですが、私の場合はその薬を入れられたとたんに、左の顎→頚→肩→胸→左半身へと今まで体験したことのない不快感が生じたのでした。不快感をこらえながら「今、何の薬を入れたのか」と問うと、局所麻酔薬とホルマリンの混じったペリオドンという薬を入れたという。じつはそのときまで歯髄腔にホルマリンを入れることなど全く知らなかったのです。すぐにその薬を取り除いてほしいと懇願し、超音波洗浄を何回もくり返してもらい、やっとのことで人心地が戻ってきたのでした。

その後、何人もの知人の歯科医に聞いたところ、①ホルマリン製剤にはペリオドンとFCというのがあり、一般的に使われていること、②歯髄腔に入れた薬物は二十四時間以内に全身に行きわたり尿に出てくること、③そのため米国では歯髄腔にホルマリン製剤は入れないようになっていること、④ホルマリン製剤を使わなくてもより安全な薬剤があること、⑤ホルマリン製剤の前にはヒ素を含んだ薬剤が感染した歯髄に使われていたこと、などが判明してきました。

こうなると歯科治療は金属を除去してセラミックスに置き換えるだけでは全くおさまらないことになります。抜髄した歯髄腔をていねいに洗浄して、汚染を完全に取り除く必要が出てきたのです。この作業は歯科医の仕事のなかでもとくに繊細な技術と集中力を要し、これができる人は少ないといいます。米国ではこの分野だけの専門家がいて、それを「歯内療法」といい、コストも一本の歯の一本の根で数万円、臼歯のように歯の根が三本あったらかなりの高額になるとのこと。日本ではこの歯内療法は保険ではお話にならないくらいの低額に設定されていて、できる腕をもっていても、忙しい日常診療のなかではとうていできないということもわかってきました。

クリニックに医科と歯科を併設

現在、矢山クリニックの歯科には、この歯内療法のエキスパートがいます。診療はすべて自費診療となっていますが、難治症、難病の患者さんの歯からくるリスクを完全に取り除くには保険診療の制限があってはできないのです。

歯に関してはまだ日本では知られてない大切なことがあります。これを教えてくれたのも前述した高輪クリニックの陰山康成先生でした。それをBone Cavitation（ボーン・キャビテーション）といいます。直訳すると「骨の空洞現象（による障害）」となります。抜髄した歯の根の周囲が慢性の共症により朽ちた木のようにボロボロになっている状態をいうのです。これはレントゲン撮影で歯根周囲の骨の吸収像として見えることもありますが、ほとんど異常と見えないことがあるのでやっかいです。

しかし、この炎症部からの刺激が生体に異常緊張を引き起こしたり、ここに持続的に感染している細菌が体の弱っている部位に流れていて炎症を引き起こすのです。これを治療するには、抜歯して歯根周囲の骨を削りとるという手術が必要となってきます。患者さんが歯に何も自覚した症状のないのに歯を抜き、病巣になっている骨を削るという歯科治療は、現在の日本の歯科医療にはありません。しかし、これが劇的に効く場合があるといわれ、その研究団体も米国では存在しています。

❸第三の病因——「電磁波」

すべての電磁波は有害である

次に電磁波が生体にどんな影響を与えるか考えてみたいと思います。

テレビや新聞を主な情報源として生活する人や健康情報に関心のない人は、電磁波が有害であるとは思わないでしょう。しかし、ノーベル医学賞に二回ノミネートされた生理学者ロバート・ベッカー博士は「すべての人工的な電磁波は、周波数に関係なく有害である」と主張しています。

その理由は、「①成長細胞に悪影響、②ガン細胞の成長を促進、③発ガン作用、④

胎児の異常発育、⑤神経ホルモンの変化、⑥自殺・異常行動、⑦生理リズム阻害（ストレス反応）、免疫機能の低下、⑧学習能力の低下…である」（ロバート・ベッカー著・船瀬俊介訳『クロス・カレント――電磁波被曝の恐怖』新森書房）とされています。

そんなことを言っても、ほとんどの人がケータイを使って何ともないではないかという反論が出てきそうですが、ほんとうに何ともないのでしょうか？　私はケータイを耳に当てて使うことができません。一度、友人が話しているケータイに出たとき、まず呼吸がスーとできなくなり、耳に当てた右側の頭にズキーンと鈍痛が生じて通話を続けていると苦しくなって二分ももちませんでした。その違和感は翌日まで続きました。それからはイヤホンマイクを使って短めに通話するようにしています。

ケータイの電磁波はどうなのか

東京に出て電車に乗ると、ケータイを出してメールを始める人が隣に何人もいます。すると気の流れがジャマされて不快になりますが、そんなときは内気を練ってできるだけ影響されないようにしています。

「ケータイの電磁波が脳に悪影響を与えることはない」と主張する論文を見て、ひっくり返りそうになったことがあります。著者はある名門国立大学工学部の某教授。実験は、ネズミにケータイからの電磁波と同じ周波数と強度の電磁波をあびせてから、迷路学習させたグループと電磁波をあびせなかったグループの間に差がなかった、というものでした。ネズミさんご苦労さんと言いたいが、「ネズミの知的能力に影響がないのでヒトの知的能力にも悪影響がない」と結論づける知的能力とは、いったいどんなものでしょうか。その短絡思考にあきれます。

超精密な電子回路、コンピュータに電磁波を当てると誤作動を生じることは常識ですが、たぶん、電卓なら大丈夫。電卓に悪影響がないのだからコンピュータも大丈夫と結論づけているのに等しい。そんな実験より、ケータイを時報の通話状態にして自分の頭にベルトでずっと固定しておいたらどうでしょうか。何時間耐えることができるか？　ぜひ知りたいものです。冗談で言っているのではありません。ケータイがヒトの脳に悪影響を与えるかどうかは、ヒトの脳を対象にして実験するしか最終結論は出せないのです。

実験プラン

例えば、自衛隊員数十名を二つのグループに分け、各人はどちらのグループに入っているか知らせないでおき、全員ケータイを頭にベルトで固定する、一方のグループには一日に数時間ケータイがONになるシグナルを送るが、音は出ないようにしておく。もう一方のグループのケータイは電磁波が出ない状態にしておく。こうすると、自分のケータイから電磁波が出ているかどうかは五感ではわかりません。つまりブラインドテストとなります。

これを数週間続けて、一週おきに生体が受けたストレスを血液や脳波、遺伝子の損傷、活性酸素の血中レベル、ストレス関連ホルモンの増加、また脳機能を調べるMRI、そして本人の自覚的変化をチェックする問診テストなどを多方面にわたって調べれば、反論の余地のない答えが出ることでしょう。企業から研究が出ているヒモつきの研究ではなく、ニュートラルな立場の研究者に、ぜひこの研究をやってもらいたいものです。個人が電磁波の害から身を守るには、まずどんなリスクがあるか情報を持つことが必要です。

船瀬俊介氏の著書『電磁波被曝』（双葉社）より一部紹介します。

- 「ケータイで脳しゅよう」に３万ドル払いなさい
- ズキズキ、めまい、眠れない、意外や意外それは愛用のケータイのせいかも？
- ケータイのマイクロ波がＤＮＡをバラバラに
- ＩＨ調理器で毎日ケタ外れの電磁波を浴びる

・ガン増殖二十四倍。ＩＨは恐怖の〝ガン増殖装置〟です
・電磁波を浴びると、九割のカエルが心臓停止
・脳を守る「脳関門」がケータイで壊れた
・電磁波で女も男も乳がん五～六倍増の不気味
・電磁波で「ガン抑制」メラトニン激減
・ケータイ電磁波浴びてネズミの発ガン二倍増

などなど、ショッキングな情報が満載されています。しかも諸外国の電磁波の害に対する研究の裏づけがあって書かれているので、大いに説得力があります。

❹第三の病因――「潜在感染」

難病の原因は潜在感染かもしれない

感染症といえば、発熱、疼痛、発赤といった症状を起すものという認識を医師のみならずほとんどの人が持っています。このような症状を呈さない潜在感染について、私が初めて知ったのは二十年近くも前のこと。Ｏ−リングテスト（ＯＲＴ）の開発者である大村先生のセミナーにおいてでした。

ヘルペスウイルスのサンプルを使ってORTを行うと、糖尿病の患者さんの膵臓に著明な感染を示す反応が見られ、他にもサイトメガロウイルスやマイコプラズマの感染も存在するというデモンストレーションが行われました。数多くのスライドで慢性の難治性の痛み、動脈硬化、狭心症など、感染症と考えられてない疾患の原因がウイルスや細菌であるという情報に接して、これは世界中の医学の教科書を書き直さなければならないと思ったのでした。

大村先生のすばらしい点は、ウイルスや細菌の感染をORTで見つけただけでなく、それを除去するにはどんな薬を使ったらよいかもORTで探し出し、具体的な治療例を示してくれたことでした。この学びの後に手術後の感染症の患者さんにORTを使って最も有効な抗生剤を選択して効果を上げた話は前に述べたとおりです。ORTを行う臨床家の間ではこのような情報は常識ですが、二十年近くたっても一般の西洋医学の医師の間には広まっていませんし、社会的にも認知されていません。

それはなぜでしょう。ORTで得られる情報は、従来の物質医学の方法論で得られる情報とは確かさのレベルが違います。したがって、ORTでの情報は、そのように「推定する」、または「仮説を立てる」として、必要な治療を行って、その仮説が正しければ病気の治癒が急速に進展することにより検証できるとすれば、これは「全く科学的方法論にかなっている」としてよいのです。ORTが科学的でないと批判するほうが科学的でないと言わねばならないのですが…。

「ORTがなぜ医学界で正式に認められないのか」というのも大変おもしろいテーマとなります。結論は「人間は自分の持っている世界観、思考のワクを広げることに対して大きな抵抗を示す」「OSが違うものは理解できない」となりそうですが、それについては別の機会で……。

潜在感染について続けます。これは現在の西洋医学の臨床では言われていませんが、非常に重要な病因となっていることはまちがいないようです。例えば、糖尿病が発生して間もない時期ならば、膵臓に感染した細菌やウイルスを除去すると血糖が正常化する例がときどきみられます。慢性関節リウマチの悪化原因の一つにマイコプラズマ感染があり、これを抗生剤や漢方薬で除去すると痛みが軽減することもあります。

「患者に一定の抗生物質を投与すると、約四割が快方に向かうと米リウマチ学会などが指摘し原因菌探しが進んでいる」

「患者の関節組織に含まれる遺伝子を解析し、マイコプラズマ・ファーメンタンスと呼ばれる細菌が発見された。この細菌が作るGGP23と呼ぶ特殊な炎症性の脂質が見つかり、この抗体を使って患者の関節を調べ、四割近くの症例で関節組織中に炎症性脂質があることが突きとめられた」

と平成十八年一月五日の日経産業新聞で報道されています。こう見てくると、ORTで推定されたことを徐々に現代医学が認識しているようにも思えます。

潜在感染発生の原因

このような潜在感染はどうして発症してくるのでしょうか。またどうして体はそのような細菌やウイルスを除去できないのでしょうか。

臨床経過をよく観察していると、風邪を引きやすく、また風邪が長びく人は、このような潜在感染が起こってきやすいようです。また夏の間、冷たい物をたくさんとって胃腹を冷やした人は、このような潜在感染が起こってくるようです。これについては『究極の免疫力』(西原克成著、講談社インターナショナル)に適切な解説がありましたので紹介します。


「冷たいものを飲んで腸を冷やすと腸のバイエル板から空気の嫌いな腸内細菌が白血球内に入って、これが血中を巡り、身体中の細胞にばい菌をばらまきます。空気の嫌いな腸内細菌とは、たとえば、大腸菌などの常在性腸内細菌です。細胞に大腸菌が入りこむと、ブドウ糖がビルビン酸になるときの解糖系が阻害され、細胞内でエネルギーをつくるミトコンドリアの栄養が横取りされてしまいます。この結果、ミトコンドリアではエネルギー物質のＡＴＰが産生できなくなりますし、同時に、細胞はすべての活動がうまくいかなくなりますから、その器官の働きが駄目になります。そうすると、ミトコンドリアのミネラル・糖・アミノ酸・脂質の代謝が駄目になり、その結果、身体全体のレベルで、むくみ、慢性疲労、身体がつねにだるいという症状があらわれます。こうして細胞レベルのエネルギー代謝の不適当が起こることで私たちの健康は障害されるのです」

冷たい物を飲むという誰でも行っていることが、いかに身体に負担を与えているかがよくわかる説明です。私も気功を行う前は冷たいビールを一気に飲むようなことをやっていましたが、気功を訓練して体のなかの気の流れが自覚できるようになってくると、冷たい物を飲んだ後は気の流れが悪くなるので、自然に冷たい物を摂取しなくなってきました。

潜在感染は多くの疾患に関与しているもので、これだけで医学書数冊分ぐらいの情報量がありますからこのくらいにしますが、それまで遺伝子とか、細胞の突然変異とか、免疫異常とされていた数々の疾病も、潜在感染が一因になっていることも少なくないのです。

❺第四の病因——「化学物質による汚染」

これについては、西洋医学の医師の方々も論を異にしないでしょう。我が国は戦後高度成長の過程で、「公害」という大きな苦しみを経験しました。「四日市ぜんそく」「水俣病（熊本）」「新潟水俣病」「イタイイタイ病（富山）」が四大公害とされていますが、これ以外にも、工場からの排水や排煙、自動車排出ガスなど、公害のリスクはかなり軽減されたとはいえ、全くないわけではありません。

こうした公害については、顕在化しやすいし、政府の規制も厳しいので、多くの人々が認識しています。問題は、生活の身の回りの化学物質です。これも多くの警告書が出版されているので読むとよいと思いますが、とくに注意しなければならないのは、衣食住にまつわる化学物質です。日々の生活のなかで自然に取り込んでしまうものだからです。

シックハウス

人間の生命活動に直接かかわるもののなかでは、まず最初に「空気」があげられます。人間は五分も呼吸できないでいると死んでしまいます。二十四時間空気を吸って吐いて生きているのです。その空気に高濃度の化学物質があったとすれば…病気になってもおかしくはありません。

実際に「シックハウス症候群」が問題になり、新築の家に住んだとたんに体調不良を訴える人がたくさん出てきたのです。原因は、建材に使われている化学物質でした。合板に使われている接着剤、ビニールクロスなど内装材に使われている化学物質、畳などに使われている防腐剤などなど、壁、床、天井すべてに化学物質だらけの家が建てられていました（現在も多くの住宅がそうですが）。さらに、床や天井に張り巡らされた電線の数々。電磁波の影響を受けないはずがありません。

どんな化学物質が含まれていて、生体にどのような影響が出るかなどは、これも警告書がたくさん出版されているのでぜひお読みください。北欧やドイツでは、医師が患者さんを問診するときに、必ず「どんな家に住んでいるか」を聞くそうです。

水道水や食品添加物、衛生用品には必ず入っている化学物質

空気の次に摂取するものが多いのは、「水」です。世界的に見て日本の水は安全とされていますが、水道水に必ず殺菌用の塩素が投入されており、それ自体も有害ですし、塩素が化学反応を起こしてより有害な物質になることも指摘されています。

私は患者さんに、「どんな水を飲んでいますか?」と必ず聞くようにしています。飲食で毎日大量に摂取する水に化学物質が多量に含まれているならば、それだけで病気の大きなリスクなのです。

このほか、食品添加物、衛生用品は化学物質のオンパレードといってよいでしょう。疑問に思われる方がいれば、「コンビニで売られているパンはなぜ腐らないか」「スーパーで売られている漬物はなぜ変質しないか」を検証するとよいでしょう。コンビニのパンの食べかけを机の上に一週間置いたままにしておいても、なぜかカビが生えません。街のパン屋さんで買ったものは、翌日には青いカビが生えてきます。同様に、スーパーで売られている漬物のキムチは、一カ月たっても酸っぱくなりません。通常は乳酸菌の発酵がすすんで酸味(乳酸)が出てくるのですが、なぜか変質しないのです。

その答えは、どちらも「防腐剤」という食品添加物(化学物質)が入っているからです。

衣食住の日常生活にまつわる化学物質で困るのは、それがどのくらい体内に蓄積されると生体に影響を及ぼすのか、あるいは疾病につながるのか――その実験の検証がほとんどないということです。また、人によって、年齢によって影響度が違い、同じ家族でもある人はシックハウス症候群になるけれど、ある人はならない。同じような食生活をしていても化学物質の影響を受けやすい人と受けにくい人もいます。

化学物質の蓄積の問題もあります。体内の化学物質が少量であれば発症しなくてすんだが、だんだん蓄積量が多くなり、ある程度の量に達すると、突然にさまざまな影響が出てくるということもあるのです。

❻第五の病因――「内因、精神的ストレス」

文明の発達とともに不幸になる人間

話は変わりますが、縄文時代の遺跡として最大規模の「三大丸山遺跡（青森市）」を見ると、縄文時代の人々はなんと人間性豊かな生活をしていたのだろうと思ってしまいます。

まず食料。遺跡からは栗の皮、魚介（サケ、クジラ、貝）などが大量に出土されています。もちろん動物の骨も。狩猟採集が基本の食料調達ですが、山の幸、海の幸に囲まれ、食料は豊富にありました。人は満足に食べられれば争うことがありません。また、食料（富）を蓄積できなければ奪い合うこともありません。大シカを狩猟すれば、仕留めたその人だけが食べるのではなく、ムラのみんなで分かち合います。余った時間は子作りや芸術などで楽しんだことでしょう。

これに対して、私が住む佐賀の吉野ヶ里遺跡（弥生時代）になると、稲作が始まり、モミは蓄積できますから、富の奪い合いが始まります。この遺跡には近隣の部族からの収奪にそなえる柵も設けられていました。

こうして人類社会が進展してくると、富の奪い合いによって戦争が起きます。これは文明が発達した現代まで続いています。人は一生懸命働き、富を蓄え、ほかの人よりも（経済的に）いい生活をしようと必死です。営業成績が悪ければ上司に叱られ、いい製品ができないと頭を悩ます。上司は上司で社員のこと、資金繰りのこと、事業の将来のことなどで四六時中考えています。現代社会は「心身が休むヒマを与えてくれない」社会とも言えるのです。

急増するうつ病

こうした社会では、精神的なストレスがたまってしまいます。それが自律神経などに影響して、体のあちこちに不調をきたしてしまう。現代社会の病理で問題になっているのが「うつ」です。厚生労働省の医療機関での調査によると、平成八年では約四十三万人だったうつ病患者は、平成二十年では約百四万人と、十二年間で二・四倍も増えています。これは医療機関での調査ですが、うつ病の人は受診率が低いことがわかっていますから、実際にはこの数倍はいるのではないかと言われています。

うつ病の原因は一様ではありませんが、内在していた心理的ダメージなどの内因や、職場の人間関係などの精神的なストレスそのものからくるものもあるし、「五つの病因」の他の四つの病因による体調不良からくるものもあります。

気のエネルギーを整える

この問題に医療者として私ができることは、気功や呼吸法などで気のエネルギーを整えていくということです。

病気をかかえている患者さんは、自身の体調不良のほかに、家族のこと、仕事のこと、経済的なこと、そして将来のことなど、多かれ少なかれ精神的なダメージも同時にかかえているのです。

私が医療に気功や呼吸法を活用しているのは、こうした患者さんの気のエネルギーを整えることによって、心身ともによくなっていく、病気も治っていくからです。

その一つとして、私がすすめているのは、「あいうえお言霊修行」です。言葉と心、そして体の状態や行動が密接につながっていることをご存知でしょうか。

ネガティブな言葉を使うと脳にはアドレナリン、ノルアドレナリンなどの嫌悪、恐れ、不安、緊張を引き起こす神経伝達物質が増えます。こうなると体の血流が悪くなり、また気のエネルギーも低下して、治す力が十分に働かなくなってきます。

一方、ポジティブな言葉を使っていると、オキシトシン、エンドルフィン、ドーパミン、セロトニンなどの脳の働きを高め、愛、至福、集中、平安の感情をもたらす神経伝達物質が増えます。そして、血流も改善し、気のエネルギーも高まって治癒力が増してきます。

呼吸メジャー法と「あいうえお言霊修行」

言葉で人のエネルギーが強くなったり弱くなったりすることを実感してみましょう。これは「呼吸メジャー法」といって、自分一人でできるテストです。

①普通に呼吸して息の入りやすさ、胸の辺りの感覚を確かめておきます。

②「あ」は、ありがたい

「い」は、いつくしむ

「う」は、うれしく

「え」は、エンジョイ（または笑顔で）

「お」は、おおらか

と十回唱えて、呼吸しながら息の入り具合を感じてみます。スーと深く息が入ってきます。

③次にネガティブな言葉、例えば、つらい、苦しい、悲しいを十回唱えて自分の呼吸を観察してみると、息の詰まったような、深く息のできない状態となるはずです。呼吸という生命活動に最も大切な体の働きが、言葉によってこんなにも違うことをよく考えてみてください。

この方法を自分の病気治しや健康維持に使わない手はありません。私がすすめるのは「あいうえお言霊修行」です。修行といっても簡単なことで、誰でも今からでもできます。呼吸メジャーと同じように、

「あ」は、ありがたい

「い」は、いつくしむ
「う」は、うれしく
「え」は、エンジョイ（または笑顔で）
「お」は、おおらか

と声に出して唱えてください。目標は一万回です。一回ごとにカウンターを押していけば、日常の細切れ時間を使って実行できます。周囲に人がいたりして声を出しにくいときは、小さな声でもいいでしょう。無言で頭のなかだけで唱えるのは効果半減です。

布団に入って眠りながら唱えたり、朝、目が覚めてすぐに唱えると雑念が起こらずに唱えることができます。

一万回唱えるには十四時間ほどかかります。ただし、最も大切なことは、途中で、ついてない、不平、不満、愚痴、泣きごと、悪口、文句、心配事、許せないなどのマイナス言葉を一回でも口に出して言ったら、カウンターを「ゼロ」にリセットして再スタートするのが決まりです。口に出さずにマイナス言葉を思っただけの場合は、「もう思わない」「それはそれでよい」という言葉を唱えると物事を肯定的に見る力がついてきます。

始めてまもなくは何回もリセット・スタートすることになりますが、心配はいりません。むしろとてもよいことです。一回リセット・スタートするたびに、あなたの頭のなかのマイナス言葉を使う回路が減っていくのです。また「あいうえお」を唱えているときに、じわーとうれしい気持ちや、その言葉の気持ちが湧いてくるようになったらしめたものです。

ぜひ、一万回を達成してください。そのとき、あなたの体は心身ともに元気で満ちていることでしょう。

もう一つ、私が最近すすめているのは、古代文字のパワー（気）を使うことです。古代人は、宇宙のエネルギー（気）を感じ、使える人たちでした。

本書の裏表紙に「アメミヲヤ」という古代文字を表記しました。この図を指で描きながら、あるいはイメージしながら、「アメミヲヤ」と声に出して言います。気のエネルギーが生成発展して完全になることを意味していますので、気のエネルギーを整えることに役立ちます。

第2部

ホロトロピック的アプローチ《証言集》

――「難病」「がん」が治癒した患者の証言とその治療法

証言1

シェーグレン症候群

先生の「治る」「治るよ」という言葉が意識を変えた

T・Yさん（68歳男性）

《症状・経過・受診のきっかけ》

五年前、食事をするときに頬がぷ～っと腫れるようになってきました。噛めば噛むほど腫れてくるんです。唾液が出にくくて気分が悪くなりました。そのうち涙が出て目がうるみ、体もしびれるような感じでした。おかしいと思って耳鼻科に行ったら、「唾液腺がつまっている」と言われ、唾液腺を洗い流してもらって抗生剤を飲みました。

それでよくはなったんですが、この症状は年に一、二回起きていました。それが、だんだん回数が増えてきて、唾液が全然出なくて食事ができないくらいひどくなり、総合病院で検査を受けたら、「抗生剤はあまりよくないのでやめたほうがいい。でも治療法はない」と言われたんです。突き放されたような気持ちでした。困っていたら、友人から矢山先生のことを聞いて、すぐ受診しました。

◉歯の治療と漢方で、出なかった唾液が八十%も回復

初めて診ていただいたとき、僕はびっくりしました。先生はもともと外科医と聞いていましたし、てっきりＭＲＩとかで検査されると思っていましたら、検査らしい検査はされないんです。それに、クリニックの建物がふつうとは違うし、先生は白衣姿ではないし、なんと布のわらじをはいていらっしゃる…。

そして「治るよ！」と言われたんです！　これにはいちばんびっくりしました。前の病院では、「いやあ、治らないよ」って言われましたから。矢山先生はむずかしい検査をしないで、ゼロ・サーチという波動を調べる道具で診ただけで「治る」と言われたんですからね。

やっぱりうれしかったですよ。なぐさめかなとも思ったけれど、病名もちゃんと言ってくださいました。「シェーグレン症候群です」って。今まで一回も病名を言われませんでしたし、病気の説明をしてもらったこともなかったですから。

先生に言われて歯の治療もしましたし、漢方薬も飲みました。先生はそのつど必要な薬を考えて出してくださるので、同じ薬を飲み続けることはないんです。

今、一年ちょっと経ちましたが、唾液の量は正常時の八〇％くらいだと思います。でも食事はできますし、おいしく食べているので、僕にとっては夢のようです。

それから、体全体が軽いんです。ひどかったときは、朝は起きれないし、寝つきも悪い。鉛を背負ったみたいに体がだるかったんです。それが治療を始めて二〜三カ月目くらいから体が軽くなり、根気が出てきて、肩こりなどがずいぶん楽になりました。

性格もどんどん明るくなりました。もともと明るかったんですが、いちばん悪いころは、本当に落ち込んでましたね。それで受診した初めの頃、周りが「大丈夫かいな？」って言うんです。でも、今はみんな喜んでいます。

◉クリニックに来ると、「自分で治そう」という意欲が湧いてくる

ほかの病院と違うのは、ここではピンポイントの治療ではなくて、患者さんが自分でも治そうという意欲の湧いてくる治療をしてくださることだと思います。車を運転して一時間半かかるけれど、ここに来るのは苦になりません。先生に「こうなりまし

た」と報告するのがうれしくて来るんです。

建物に入ったら本当に気持ちがよくなるんですよ。なんというか、体全体のバランスが整ってくるっていう感じかな。病気も治るし、心のケアまでしてもらっているように思います。ほんと、めずらしい病院ですよね。

僕は子どものころに小児マヒをしているんで障害をもっています。だから障害者の仲間が大勢います。そういう人たちに、先生から習ったことをいろいろ話します。肉体的に障害があっても、心のもち方が大切だと思います。

障害のある人でも、気のもち方で人様の役に立つことだってできるんです。たとえば、僕たちのグループでは、重度の障害のある方にグループの配布物を届けてもらっています。リハビリをかねて散歩のつもりでやってもらう。そしたら届けてもらった相手はびっくりする。「わざわざすみません」という感謝の気持ちにもなるし、本当に「ありがとう」と言います。本人は喜ばれることで社会に役立っているのだと自信が出てきます。その自信から勇気が湧いてきます。

病気の人も同じだと思うんです。心をどうやってふるい立たせるか、治療をする気力に火をつけてくださるのが矢山先生の医療だと思います。体全体から気力が出るって感じがします。しかし、ふつうの病院に行くとピンポイントで見ますし、本人の気持ちを逆なでするような治療をやるんです。「あきらめなさい」とか「無理したらいかん」とか…。本人が自分で何かやろうと思わせるようなこと、やる気を出させることはしてくれないんです。

ですから、僕は僕なりに、周りの人に矢山先生から習ったようにいろいろ声かけをします。「なんかエネルギーが大きくなったようですね」とか。そうすると本当にそうなってくるんです。

僕も今、一年ちょっと経って自分に自信が出てきました。今の世の中ちょっとおかしなところがあります。とくに今の医療は。病気は治しても人は治してくれないんですね。ここにはそれがあります。

◉病気や障害にこだわらない

難病の患者さんには、あまり自分の病気とか障害だけにこだわらないでいただきたいと思います。自分にはほかに何かがあるんだということを見つけてほしいと思います。それはお医者さんが見つけるんではなくて、自分で努力をしないと見つからないんだと思います。

それが見えにくくなっている世の中ですが、見えるように最初に引き金を引くのは医者の役割だと思うんですよ。僕は来たその日に「治る」「治るよ」と二回言われたんです。うれしかったですね。この二つの言葉で、僕の意識が変わったんです。つくづくそう思います。

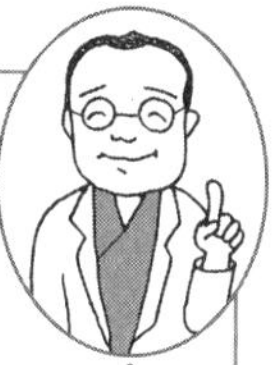

矢山院長のコメント

T・Yさんは、唾液腺に慢性の炎症が生じ、さらに結石が生じたために発作的症状が出ていました。

これは「シェーグレン症候群」と考えられました。「ゼロ・サーチ」で調べると、歯と水からの金属汚染が推定されたので、金属によるアレルギー性の炎症が唾液腺に生じていると考えられました。

セラミックス主体の歯科治療、高性能浄水器の設置、金属を除去する抗メタル湯で対処し始めました。

症状の改善はすぐに現れ、七カ月くらいで唾液はよく出るようになりました。本書冒頭にある「新しい疾患モデル」にしたがって治療すると、アレルギー性または自己免疫性の病気はよく治るようになりました。それで「治るよ」と言えたのです。

T・Yさんは、私からのさまざまなアドバイスをすぐ実行される素直な方で、患者さんがみなこうだったら医師の仕事も楽なのに、と思えるほどです。

証言2

アトピー性皮膚炎――歯の詰め物「アマルガム」がわるさをしている

E・Kさん（44歳女性）

《症状・経過》

七月半ばに顔右半分にプチプチ赤い発疹が出て、そのあと顔全体に広がりました。八月半ばに初めて受診したときは、元の顔がわからないくらいになっていました。額の発疹は穴があいたようになり、体全体に湿疹が広がっていきました。寝ているうちに掻いてしまうんですね。

二回目に受診したときに、歯に詰めてあるもの（アマルガム）がわるさをしているとわかり、その二日後の朝九時に歯科の治療をして右半分のアマルガムを取ってもらいました。そして昼過ぎに家に帰ったら、家族に「顔右半分の色が違う」と言われました。夏の日射しに照らされて、いつもなら顔の右半分が赤くなるはずなのに、鏡を見たら右半分の色が肌色に近づいていたんです。

そして翌日、左半分のアマルガムを取っていただいたら、顔の湿疹にメキメキと効果が出て、とてもよくなりました。そのころは左腕にもひどく皮疹が出ていて、ちょっと触れるとペラーっと皮がむけるほどだったので、さわれませんでした。顔の変化は、治療が進んだころに歯科の先生が、「あなたこんな顔だったのね」と言われたほどです。しかし、首と腕は全部治るのに二年かかりました。

虫歯の治療でアマルガムを入れられたのは小学生のときです。肌は強いほうではありませんが、その後三十年くらい、あのような湿疹はなく元気でした。

発症のきっかけは家の建て替えでした。非常にストレスがたまり、睡眠もとれませんでしたが、それでもがんばっていました。そして、ちょっと安心できる状態になったときに、最初にお話した症状がパーっと出てきました。

◉歯を治療する理由はすぐに理解できた

矢山先生から「歯の詰め物がアレルギーを起こしているかもしれないから、それを取り除く」と説明されたとき、歯を抜きなさいと言われれば困ったでしょうが、歯の詰め物の金属が頭痛の原因になるということを以前聞いたことがあったので、「あ、皮膚にも症状が出るんだ」と理解できました。歯科での治療のほか「抗メタル湯」を飲みました。家の水をもってきて見ていただいたら、浄水器を通してはいましたが、金属が残っているということだったので浄水器を買い替えました。それから、症状にあわせた他の漢方薬も飲みました。

◉自分の治療体験をお客様サービスに生かす

私は、自分の肌があまり強くなかったので、体を守るためにいろいろな勉強をしました。仕事は美容師ですが、二十年前に勉強会で、これからは髪を切る技術だけではだめだという話を聞いて、美容の技術を試行錯誤してきました。その結果、お客様に喜んでいただけるようになりました。

パーマをかけるときには薬品を使わないとできませんので、お客様に「O-リングテスト」（指の筋力の変化で薬物等が生体に適合しているかどうかを調べるテスト）をしてもらい、いちばん力の弱くならないものを使っています。力の弱くなるものは体が嫌がっているんです。シャンプーは二十年以上前から「石けんシャンプー」を、リンスはお酢にカモミールを混ぜて使っています。かゆみの強い方にはカモミールティーにしてパッティングして差し上げるとよく効きます。

私たちの仕事は薬品を使うので環境には申し訳ないことをしてしまいます。それも毎日のことですから、少しでも化学物質を流すことを減らせればと思っています。自然素材の使用は罪ほろぼしの気持ちもありますし、石けんの普及活動のつもりでもあります。お客様に話すと、わかってくださる方が増えてうれしいです。

それから、ドライヤーなど電磁波の出る器具を直接手にもって頻繁に使っていると、気管が内側から腫れているような違和感がありました。今は電磁波の害を防ぐ「ゼロ・グリッド」を購入して両方のポケットにいっぱい入れてやっています。そうすると呼吸がすごく楽なので、ゼロ・グリッドは手放せません。お客様でパソコンを毎日八時間も使っているという方などは肩こりがひどいんですが、紹介してあげたらすごく喜ばれました。

私はとくに敏感といいますか、化学物質や電磁波にすぐ反応し、最初のころは「なぜ、私ばっかり…」と思っていたんですが、今では早目に予防ができるし、先生にも相談できるし、ラッキーかなって思えるようになりました。

◉教えてもらった気功がすごく役立っている

矢山先生に出会っていちばんよかったと思うのは、病を根本から治す方法にめぐり会ったことです。最近では先生に教えていただいた気功もしています。ハーとはいて、フーフッフッフーとはく「楽々呼吸法」など、気功の背骨ほぐしは気分がよく、数日しないと仕事がはかどらなくなるので、「やっぱり気功をしなくちゃ」という気になります。仕事のことでいろいろ心配があるときなど、気がつくと呼吸が浅くなっているんですね。ですから、気功の呼吸法をするようになったことが本当に役に立っています。

これまでの矢山先生の治療を振り返ってみますと、「病因がわかる」ということの意味について思うところがいくつかあります。原因がわからないうちは、かゆみにしてもただ苦しくて、不安で余計にストレスがたまっていました。でも原因がわかってからは、お薬を飲むことにも前向きになりました。以前もお薬を飲むことは意味のあることだというのはわかっていたつもりなんですが、かゆみに対しても、何に対しても、心から取り組めるようになったんですね。心から意味がわかるというか、頭で理解していたのがようやく心でわかったんだって感じました。

矢山先生の治療を受け始めた方やこれから受けようとしている方には、「矢山先生の方法は今まで聞いたことがない新しいやり方ですが、まず信じてやってみましょう！」と言いたいです。

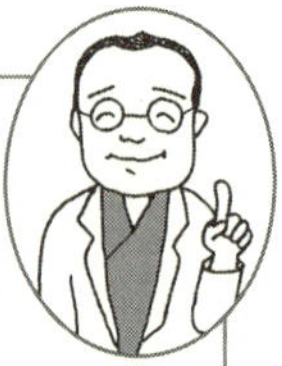

矢山院長のコメント

アトピー性皮膚炎は、歯に詰めたアマルガムを除去して以来、スムーズに改善したようです。美容師さんなので、もって来られたさまざまな薬液が肌に適合するかどうか、経絡エネルギー測定器「ゼロ・サーチ」を使って調べました。

Kさんのお客さんは、おそらく薬液による肌のトラブルが少ないと思います。別の患者さんが髪染めで軽い肝機能障害を起こしたとき、Kさんに相談に乗ってもらいました。電磁波の問題や環境化学物質についてもよく勉強されており、よい情報を縁のある方に発信されていることはすばらしいと思います。

証言3 進行性筋ジストロフィー

遺伝子が傷ついていても、「発症させない」道はある

Nくん（16歳男性）

《症状・経過・受診のきっかけ》（以下は、お父様の証言です）

息子は五歳のとき、「溶連菌感染症」にかかりました。その後、熱が続いて、血液検査で肝機能に異常があると言われ、大きな病院で精密検査をしました。いろいろ検査をした結果、肝機能の数値の異常は筋肉の病気かもしれないと言われ、最終的には「筋ジストロフィー」（遺伝子やタンパク質の異常により全身の筋萎縮と筋力が低下する難病）の可能性があるとのことでした。

知人に同じ病気の方がいらしたので、治療法がないのは知っていましたが、専門病院をあちこち回りました。でも、どこの病院でも「症状が出ていないので何もすることはない」と言われました。そして数年後に、友人から漢方で治療をしている先生がおられると聞いて、その先生（矢山院長）にすぐ受診してもらいま

した。

先生は「やってみましょう」と言われたんです。どこへ行っても「待つしかない」と言われてきたので、「やってみましょう」という言葉は初めてで、びっくりしました。本当にうれしかったです。

◉先生がいつも何か新しい治療を考えてくれる

最初は厳しい先生だなあと思っていましたが、説明をよく聞いて、とにかく必死の思いで先生の指示を守るよう努力しました。小さな子どもですから、漢方薬を飲ませるのにもひと苦労でした。「神農膏」（矢山先生が開発したハーブのクリーム）でマッサージするのも、毎日のことなので大変でした。ツボにお灸をするときは、先生にツボの場所をマジックでしっかり印をつけてもらい、そのポイントに合わせてパジャマに穴をあけ、ツボがずれないようにと工夫しました。

今考えると笑えるようなことですが、あのころは必死でした。ここまでくるのにどれだけ泣いたことか。ほんとによく泣きました。でも、子どもには笑顔で明るく接するようにと心がけていました。

親として何かしないといられないんです。何かしてあげたくてもできないくらいつらいことはありません。先生はいつも何か新しい治療を考えてくださって、一生懸命やってくださるんです。症状がいいときばかりではなくて悪いときもあります。だけど、悪いときは本当に先生も苦労していろいろなことを探して試してくださるんです。

ホメオパシーやフラワーエッセンスなど、あまり一般的でない治療も受けてきました。先生を信頼しているので、いいと言われるものはいいと信じていました。ほかの病院では試すことさえないわけですから、できることがあるのは救いでした。

息子が中学生のとき、体育の授業など学校生活で少し問題がありそうだったので、病気のことを話しました。息子はまったく元気いっぱいでしたから、話しても大丈夫だと思いまして……。

本人は「やっぱりな。でも僕、大丈夫」って言ってくれました。今は笑って話していいます。あのころは大変だったなぁって思います。小学生のころは漢方薬を飲み続けることに対して「どうして?」と思っているようでしたが、暗黙のうちに「これを飲まなきゃ大変だ」ということはわかっていたようでした。

◉いい水を飲み、生ものはなるべく食べない

日常生活で気をつけていることは、いいお水を飲むこと。それから生ものはなるべく食べないようにして、バランスのとれた食事を心がけています。小さいころはよくマッサージをしていました。今になってみると、いいスキンシップだったなと思います。先生がいろいろ指導してくださるので、それを参考にして上手に付き合うっていう感じです。

病気がわかってから感じたことがあります。親戚をはじめいろいろな方が応援してくださいました。学校の先生や周りのサポートのありがたさに感謝しています。自分が前向きに一生懸命がんばっていれば、周りの人たちも支えてくださるようになるんだということがわかりました。どの先生からも「充実した中学生活だったね。君ほどいい中学生活を送った人はいないんじゃないの？」と言われるほどでした。いい顔して卒業してくれてうれしかったです。

それから、いつも矢山先生が勉強をしてくださっていて、本当に病気を治そうとしているお医者さんがいるんだということもわかりました。気持ちが沈んだときも、矢

山先生のところへ来ると元気をもらいました。
また、子どもは親の様子を敏感に感じるものだと知りました。私に元気がないと、子どもが私のことを心配するんです。子どもの思いやりを感じました。親子のつながりが深くなったと思っています
このインタビューをしてくれた鶴先生が、「息子さんはとても落ちついた人という印象を受けました。なんとなく選ばれてこの病気になられた方のような気がしました。人はもともと治るようになっていると矢山先生がおっしゃいますが、たとえ遺伝子に傷がついていても、治る力を邪魔しなければ、また、治る力をもっと高めてあげれば病気にならないですむ、発症しないでいられるんだと、彼が示してくれているように思います」とおっしゃってくださいましたが、私もそう思います。

◉「この子は治る」と思っている

私たちは病名を早く知ってよかったと思います。発症する前にわかって、いろいろなことをやってこれたというのがうれしいです。今十六歳で、足のつっぱりや運動しにくいこともあるようですが、「プラセンタのツボ注射」をしてから足が軽くなった

と言っています。他の人と比べてもすごく元気です。冬はとても薄着ですが、風邪もひきませんし、よく食べるし、忙しい高校生活を送っています。

私は、この子は治ると思っています。何か症状が出たら出たとき、「そのときにすることがある」とわかっていますから…。

息子には、病気の経験をバネにして強く生きてほしいと思います。人の苦しみのわかる人になってほしいです。自分たちがいっぱい泣いてきたので、損得なしに人のためになれる人になってほしい。「治ったぞ」っていう笑顔を見せて、苦しんでいる人を助けてあげられると思います。

《最後にNくんから一言》

別に自分が特別だとは思っていません。すごくがんばっているつもりはないですし、フツーに生きています。矢山先生がいるから。

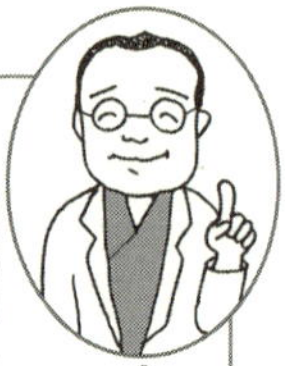

矢山院長のコメント

Nくんは、「進行性筋ジストロフィー」という病名で、十一年間治療を継続中の方です。病名はついていますが、この間、日常生活にはまったく問題はなく、筋力低下もない、発症していない状態で過ごしています。

非常に知的な、好奇心が旺盛な少年で、診療机の上の医療に使う私の発明品について鋭い質問をしてきます。

筋肉の遺伝子が傷つきやすい体質はあるのですが、その引き金が生じる可能性を減らすため、免疫力を向上させる漢方薬を継続して服用しています。

また、経絡の気の流れをよくするツボ治療などを積極的に家庭で実行されたのがよかったようです。最近では胎盤から抽出したプラセンタ製剤が効果を出していいます。これからも注意深いフォローアップが必要です。

証言4 先天性発達障害――目つきがはっきりして、歩けるようになり、理解力も出てきた

Rちゃん（9歳女児）

《症状・経過》（以下はお母様の証言です）

娘は今、九歳ですが、一歳くらいのときに、お医者さんから「発育が遅い。念のために大学病院で受診するように」と言われ、ＭＲＩなどを撮りましたが、異常はありませんでした。脳波にも異常はなく、目も耳も心配ないということで安心していました。

でも、四歳になっても言葉が出ず、ほかの子と発育に開きが出てきたのでおかしいなと思いました。病気がちで、よく熱が出たり、風邪をひいたりしましたし、あまり食べなくてやせていました。お医者さんから発達障害だと知らされたときは何かの間違いだと思いました。絶対に違うと思いました。

病院で佐賀県の療育センターを紹介され、訓練に行きました。つたい歩きはし

ていたのにハイハイをしなかったので、ハイハイの練習から始め、歩き出したら次に指先の訓練をしました。でも先生たちの転勤が多く、慣れてきたと思ったらすぐ交替するようなことが続き、なかなか成果も上がらず疑問に感じていました。

今は別のところへ行って作業療法を受けて五年目になります。最初の先生とはあまり相性が合わなくて代わりましたが、今の先生は音楽を中心に訓練される方で、音楽が大好きなこの子はとても楽しそうです。

◉探し求めていたものに出会った

矢山クリニックには、ある先生に勧められて来ました。

その先生から、「ほかの病院では、障害に対してのリハビリや機能訓練についてはすぐ考えても、なぜ障害が起きたのか、つまり原因はよくわからないことが多く、まして原因や悪い影響を及ぼしているものを取り除く治療をしようということにはなかなかならないが、矢山先生はそれをしている」と聞き、すぐ受診することにしました。

私は、これだけ医学が発達しているのに、いろいろな病気をもっている人たちが治らないことに疑問をもっていました。何かあるんじゃないかと思い、探し求めていたものに出会ったという感じでした。

最初は「エッキン湯」を飲んで、そのあとは金属を取るお薬とか、治療はいろいろ変わっていきました。初めのうちはいろいろ聞いてもよくわかりませんでしたが、できることから少しずつやることにしました。漢方薬も指示された量を服用できてはいませんでしたが、「飲めるときもあれば、飲めないときもあるわ…」という考えで続けていました。でも、飲んでいるうちにこの子に変化が出てきたのです。そこで、一つの問題がよくなったら、次、また次へと一つずつ問題を解決してきました。この子にも押しつけることなく、あまり無理をしないで薬も続けてこれたのでよかったと思っています。

◉自分の歯の金属がこの子の頭のなかに溜まっていたとは…

まず、体が丈夫になってきました。目つきが変わってきて、焦点がはっきりしてきたんです。また、少し足を引きずってよたよた歩いていたのに、ちゃんと歩けるようになったんです。それから、理解力が出てきました。

漢方薬のほかには、先生にわが家の水を調べていただき、飲料水を変えることにしました。水道水には水銀や鉛などが混入していて、それが体のなかに溜まっていろいろな病気の原因になると説明されたからです。先生に浄水器を教えてもらって取り付けました。それからは、できるだけ農薬のかかっていない食材を使い、食事もおやつも手づくりにしています。

また、私の口のなかの銀歯が原因で、この子の頭のなかに水銀や別の金属が溜まっていると言われました。それを聞いたときは、「この子に申し訳なかったなぁ」と思いました。この子には虫歯はないので銀歯は入っていませんが、私はすぐ歯の治療をしました。おかげで目がずいぶんよくなり、自分でも驚いています。運転免許証の切り替えのときによくわかりました。

目がよくなっただけでなく、元気になりました。たとえば、これまで佐賀に行くのは一日がかりで、私一人ではとても運転できませんでした。慣れるまで、私の姉や主人が仕事を休んで交代で運転してくれました。でも今では一人で往復の運転ができるまで元気になったんです。

この子のおかげでいろいろな人に出会いましたし、私の考え方や生き方が変わりました。この子は私を育てるために生まれてきてくれたんだと思っています。

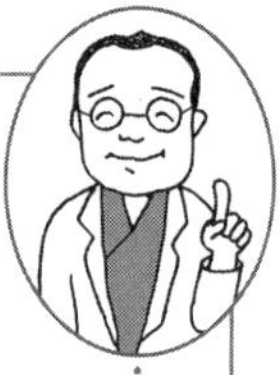

矢山院長のコメント

Rちゃんは、目の澄んだとてもかわいらしいお嬢さんです。はっきりした言葉は出ませんが、気持ちはよく伝わってきます。ほかにも発達が遅れているお子さんが数人来院されていますが、私はそんなお子さんとなぜかすぐに仲よくなれます。

「この子がなつく人はいい人が多い」とお母さんに言われると、日ごろ、声が大きくて顔がいかついので恐いと言われている私は、少しうれしくなります。

そんなお子さんに対してできる第一のことは、風邪などの感染症にかからないように免疫力を強くすることと、消化器の働きを高めることです。これには漢方薬がいちばんよいと思えます。発達を阻害する原因の一つに、体内、とくに脳への金属の沈着が疑われるので、漢方煎じ薬の「抗メタル湯」も服用してもらい、少しずつですが、改善してきているようです。

どこまで発達が追いついていけるか、楽しみに見守りたいと思っています。

証言5 パーキンソン病
プラセンタのツボ注射が効果てきめん

J・Kさん（68歳男性）

◉病院に行ってより悪化、死を覚悟

――パーキンソン病とのことですが、発症の状況とその経過について教えてください。

Kさん　きっかけは伯母の死ですかね。お葬式のとき、動けなくなって両方からかかえてもらいました。でも、ずいぶん前から便秘などの症状もありましたし、行動ものろかったです。作業にも時間がかかりました。

奥さん　それで病院に行って薬を飲んだら、いよいよ動けなくなりました。尿失禁はするし…。あとで薬を調べてもらったら精神安定剤ばかりで、病院に行って悪くなりました。幻覚が出たしね。

Kさん　自分の家にいることがわからなくなり、人がいっぱいいるように見えました。

奥さん　それで病院を変わったんです。そこで「パーキンソン病」と言われて、薬をもらいました。一時的によくなりましたが、薬の管理ができなくて、ちゃんと時間どおりに飲まなかったりで、また悪くなりました。もう死ぬのかと覚悟しました。本当にひどかったですから。

――こちらへいらしたきっかけは？

奥さん　ずーっと前に、私が腰を痛くして、矢山先生に治してもらったことがあったので、ちょっと遠いけど行ってみようかと思いつきました。先生のことを知ったのは、主人が『気の人間学』を読んで、書いてあるようにやってみたら、気のボールができたって言って…。始めは物書きのお医者さんはどうかと思っていたけれど、もしかしたら、いいかもしれないと思いました。

◉プラセンタのツボ注射で劇的に改善、ふつうの生活にもどる

――そのときの症状はどうでしたか？

奥さん　両方から支えて連れてきました。靴もはけないし、パンツも自分で下ろせない。全部介助しないといけない。お風呂もだっこして入れてました。

――今はパーキンソン病とは思えないくらいとてもスムーズに動いておられますし、とても明るい感じがします。

奥さん　そうなんです。それまでは表情がなく、ボケたような顔をしていましたが、今は笑うし、おしゃべりもします。顔の表情もしっかりしてきました。

Kさん　犬と散歩もしています。杖もいらないし、自分で何でもします。

――何がそのように劇的に効いたのでしょうか。

Kさん　プラセンタの注射を頭のツボに打ってもらってからです。

奥さん　矢山先生も「この注射が効くかどうかわからんけど、してみて効かんやったら、今回だけでやめる」って言われました。

Kさん　注射して三十秒もたたないうちに、目がパチッと開いた感じがしました。

奥さん　ほんとにすぐ元気な声に変わって、「目が見えるようになった」って言うんです。ちょっと経って「頭がスカーッとした」と言いました。ずーっと頭の重いのがあって、それが当り前になっていたのに、急にそれが取れたらしく、ものすごく喜んでいました。その日は、自分で歩いて帰りました。うれしかったです。

Kさん　こんなことがありました。注射をしてもらったあと、診察室のカーテンが風で揺れていたんです。それが花瓶を倒しそうだと思い、とっさに花瓶に向かって走ったんです。間に合いませんでしたが、「先生、走りました」と報告しました。うれしかったです。

◉漢方薬を併用し、食事にも気をつける

——今もその注射を続けておられるんですね？

Kさん　はい。二週間に一回来て、打ってもらっています。

奥さん　始めのころは、注射の効果は二〜三日くらいで、ここに来る前はまた動きが悪くなっていました。でも、十回目ぐらいからは二週間は効いています。今日はまだ注射する前ですけど、ふつうにしてるでしょう？　注射をするともっとよくなるんですよ。

——そのほかに何か治療はしていますか？

奥さん　パーキンソン病の薬は完全にやめてはいません。地元の病院でもらっています。少しずつ減らそうと言われています。こちら（矢山クリニック）の漢方薬も飲んでいます。

Kさん　昔は薬を忘れると必ず調子が悪くなっていたけれど、このごろは忘れても前

ほどは悪くありません。

奥さん　食事にもいろいろ注意しています。そのせいか、血糖値も境界型糖尿病と言われていたのが下がってきています。血圧も下がってきているんです。

――パーキンソン病に対する薬はあるものの、治る病気とはなかなか言えません。驚きです。

Kさん「この病気は前には進むけど後ろにはいきません」と最初の病院でクギを刺されていました。今はほんとにうれしいです。今後も治療を続けたいと思います。

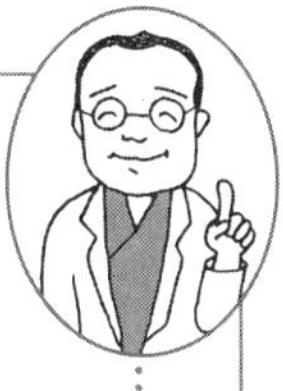

矢山院長のコメント

パーキンソン病で三年間フォローしています。漢方薬だけの治療では、それほどの改善はみられませんでしたが、ゼロ・サーチで頭部のツボを探して、「ヒトの胎盤から抽出したプラセンタ製剤のツボ注射」を始めてから著明に改善しました。注射五回目には500メートルしか歩けなかった状態から4キロメートル、犬と散歩ができるようになり、こちらが驚いています。

プラセンタのツボ注射は、ほかの疾患にも速効・著効があり、難病の治療には非常に有益です。経絡の考え方では効果が生じることが理解できますが、西洋医学的にはまだメカニズムはわかっていません。おそらく、脳内の神経伝達物質のバランスを回復しているのだろうと推測しているところです。

奥さんも、プラセンタのツボ注射を希望され、背部のツボで全身の調整を行っています。疲労回復、腰痛の改善、体重の減少などの健康増進効果がみられています。

証言6

慢性関節リウマチ
「絶対に治る！」と信じられる

A・Fさん（49歳女性）

《症状・経過・受診のきっかけ》

右足の親指が痛くなり、近くのクリニックで「偽痛風」（カルシウムが軟骨に沈着して炎症を起こす病気）と言われ、とりあえず痛み止めを飲んでいました。その後、病院で「リウマチ」と診断され、モーバという薬を飲んでいました。手に腫れがあって、ステロイド軟膏をつけていました。痛み止めは一日一回のものを服用し、家事もほかにする人がいないのでやりましたが、時にかなり痛みがありました。

症状がひどくなり、ステロイドやリウマトレックスという抗がん剤を飲むように言われたので、これだけはいやだと思いました。私の周りには薬の副作用で苦しんでいる人がいっぱいいいましたから…。

それで、何か別のものをと必死で捜していたら、あるサプリメントに出会い、それにかけようと思って飲んだんです。そうしたら、それが私にはピッタリ合って、かなり痛みが楽になりました。それは体のなかに溜まっているものを解毒するとか、活性酸素を減らすとかいうもので、体をきれいにするというものですから、矢山先生の考えにも一致しています。

　矢山先生のところに来たきっかけは、お隣の方が受診されていたからです。リウマチも治療していると聞き、すぐに来ました。痛みはずいぶん楽にはなっていましたが、まだ痛みはありますし、生活に支障もありました。それと、たまには検査もしておかないといけないという気持ちもありました。前の病院に行かなくなって一年以上経っていましたので…。

◉歯の金属を取ったら、男の先生が驚くほどO-リングに力が入った!

　こちら(矢山クリニック)では、金属を排出する漢方、そして歯の治療を受けています。それから、浄水器を取り付けて水を変え、デュープレックス(ジオパシックストレスを緩和するための装置）も付けました。

私は以前、『致知』という雑誌で矢山先生の記事を読んでいて、先生の医療に取り組まれる姿勢に共感していましたので、先生のおっしゃることが何の疑いもなく頭に入ってきました。そして、言われたことはすぐに実行しました。

金属が体に溜まり、それが病気の原因になるということは、先生から聞くまで知りませんでした。歯にアマルガムが入っていたころは、歯科でO-リングで検査をしたとき、親指と人さし指でO-リングを丸くすることができませんでした。ひしゃげてました。力が入らなかったんです。

でも、歯の金属を取ってもらうと、もちろん漢方薬や水を変えたこともあるでしょうが、O-リングがまーるくつくれて、男の先生でも（私のリングが外れないぐらい）びっくりするほど力が入るんです。そのときは、ずいぶんよくなったんだなぁーって実感できてうれしかったです。

それに歯科の山口先生は噛み合わせのことをとても大事に考えておられて、ほんとに細かくチェックをしてくださるので、頭の右半分から肩にかけて重かったのが今ではスッキリしています。私はいろいろな治療を同時進行でやったので、効果が早く現われたようです。

今日は金属の波動がゼロになっていると言われました。胸腺もCRP（※）の反応がゼロだといいます。体の調子がいいことを、このように数字で教えていただけることで、なるほどと納得できます。右足の腫れと痛みだけは続いているんですが、今度はウイルスがついているということで、また別の漢方薬に変わりました。そのときの問題にあわせて治療を変えてくださるので、私もそのつど勉強になります。

◉ステロイドを使わないでこんなによくなっている

私は不健康な生活はしていませんでした。むしろ人もうらやむような山間の静かな所に住んでいます。ところが、そこに水や電磁波、ジオパシックストレスの問題があったと知ってびっくりしました。私は元気でバリバリ働いていましたので、まさか私が病気、それもリウマチになるなんて思ってもいませんでした。だいたい物事を肯定的に考えるほうだと思っていましたから…。

今は、がんばりすぎずに明るくいこうと心がけています。病気にならなければ会えなかった人もいますし、よかったと思っています。価値観も変わったと思います。

私は、「絶対に治る！」と信じています。リウマチは悲惨な病気だと聞いていましたが、ステロイドを使わないで、こんなによくなっているんです。「リウマチは治るんだ」という気持ちになりました。

先生のおっしゃる「新しい疾患モデル―五つの病因」から、いろいろな病気が起きる病因を知ることができました。「これらを一つずつ外せば、病気は治るようになっているんです」と言ってもらったとき、私はなるほどと思いました。

やっぱり私たちは情報不足だと思います。こんな治療法があるのに、強い薬を飲んで体がボロボロになっていく人をいっぱい見てきました。患者さんたちにとっては地味な治療法かもしれないし、溜まった毒を出すには一年とか長くかかるんでしょうけれど、忍耐強く、あきらめないで続けていってほしいと思います。よかったり悪かったり、波もあるでしょうが、「よくなるんだ」と信じてやっていくことが大切だと思います。

※CRP＝C反応タンパクのことで、関節リウマチの炎症や組織の破壊を示す数値。健康体で0・5〜1・0mg／dLとされる。炎症が強いほど数値が高く表れる。

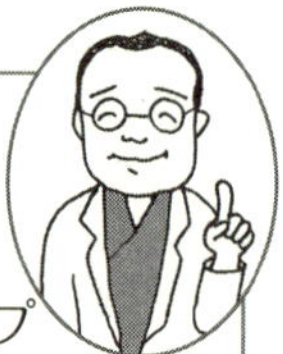

矢山院長のコメント

リウマチに対する薬物治療に疑問を感じられ、鎮痛剤を中止し、サプリメントだけにして受診されたときは、家事ができるまで改善していました。初診時に、歯科金属からの電流を測るとピーク値で17マイクロアンペア、電圧が450ミリボルトも発生しており、これは心電図のピーク値3・5ミリボルトの百倍以上なので、生体に強いストレスを与えていると考えられました。私が開発した放電装置で電圧を50ミリボルト以下まで減少させると、十分以内に手首の痛みのレベルが10→5と半減し、歯科金属からの電流が痛みの原因の一つであると納得していただけました。

歯科医の山口論理先生には、噛み合わせにすばらしい技術を使ってもらいながら、ノンメタル歯科治療を行っていただき、半年間で右足首の痛みを残すのみまで改善しました。この間、鎮痛剤はまったく使用せず、漢方薬のみで治療ができています。

強い免疫抑制剤を長期間服用されたリウマチの患者さんの治療は難渋しますが、Fさんにはそれがなく、医者も患者も楽で、短期間で軽快しています。

証言7 慢性湿疹

慢性湿疹の治療なのに、前立腺がんもよくなってしまった

H・Sさん（71歳男性）

《症状・経過・受診のきっかけ》

四十年くらい前からアレルギーのような症状がありましたが、二十年前から全身のかゆみがひどくなり、いろいろな薬を飲んだりしていました。

原因は、鉱石を溶かして地金をつくる仕事で、炉で亜鉛やスズなどを溶かしていたことと、歯も全部ギンギラギンの銀歯が入っていたことだと、矢山先生のところに来てわかりました。

それまでは、そんなことが悪さをしているとは思ってもみませんでした。

◉原因は歯の金属、半年かけて根気よく治療

ほかのどこの病院も何が原因だと言ってくれませんし、人に見せられないような顔になってタオルをかぶって受診したりしていました。それにかゆくて寝られないし、本当につらかったです。

でもここに来て、原因が歯の金属にあると聞き、何としても楽になりたかったので、三十本の銀歯の治療をしました。治療には半年以上かかりましたが、とにかくがんばりました。根気がいりました。でも確かにやってよかったです。

それから、浄水器をつけました。これは味が全然違うので、今までの水は悪かったんだなぁってことがわかりました。

先生の漢方薬も劇的に効いたと思います。かゆみがずいぶん取れました。昔は毎日家内に背中に軟膏を塗ってもらっていましたが、今はそんなことはないです。

◉前立腺がんの手術の前日に気が変わってよかった！

じつは、私は前立腺がんとも診断されたんです。それで、明日入院して手術するという日に、どうしても気が進まなくて、矢山先生に相談に来たんです。

そうしたら、「ゼロ・サーチではがんの共鳴反応が出ていないので、もう少し様子を見てもいいのでは？」と言われました。「よかったー」と思いました。そして、漢方薬を飲んでいるうちに、おしっこが近いのもなくなって、忘れてしまいました。手術をしようとしていたことを思い出すとゾッとします。前立腺のマーカーの数値も、初めは4・0、一カ月で2・0に減って、とくに前立腺の治療をしているわけでもないのにびっくりしました。結局、体の症状はみんなつながっているんだとわかりました。日常生活ではお酒を減らし、油ものはあまり食べません。ここに来るまでは、お医者さんはそんなこと言ってくれませんでした。ですから、食事のことなんか考えたこともなかったです。

※矢山院長のコメントは、証言8の奥さんと一緒に掲載しています（142ページ）。

証言8

肩関節周囲炎・頭痛

歯科治療と生活指導のおかげ

T・Sさん（71歳女性）

《症状・経過・受診のきっかけ》

私は肩から首すじが凝って凝って、いつもそこに手を置いていていました。何とかしなくてはと思い、病院で頭の検査をしてもらいましたが、「年相応の変化です」と言われました。でも医者から、「首の血管が細くなっている。このままではボケますから、薬を飲んだほうがいい」と言われて飲み始めました。

ところが、副作用がきつくて胃がもたれて食べられないし、便秘はするし、肝機能も悪くなるし、このままじゃいけないと思いました。痛み止めも、飲んだら楽にはなるけど、やめたら元どおりだし、漢方薬はどうだろうと思って、こちら（矢山クリニック）へ来ることになりました。

今は首すじに手を置くことはほとんどありません。ここが凝っていたことも忘れています。体もやわらかいです。

◉アドバイスや生活指導を通して、体が変わってきていることを実感

私の治療も主人と同じで、漢方薬、水、そして歯の治療です。私も二十本の歯を治療しました。歯の金属を取ったらスーッとして、本当にうれしかったです。歯科の先生も「そこまでせんといかんかな」って言っておられたけれど、あとで、「おかげでいい勉強になった」って言われてよかったです。みなさんに知ってほしいですね。子どもたちにも注意しています。

診療では、生活指導をしてくださるのが本当にうれしいです。ほかの病院ではただ薬を出されるだけです。ツボも教えてくださるので、うちでツボの治療を自分でできるし、食べものも何を食べたらいいかまで教えてくださる。

それから歯が悪いということについても、放電をして、本当に痛みが取れることを教えてくださったので、「あー、そうか」と納得しました。とにかく患者さんによく説明をしてくださいます。

おかげさまで、今はたいへん元気です。以前は寒くなったら、治るまで一カ月くらいかかる風邪を冬の間に何回もひいて、毎回点滴を四～五日間はしないといけないほどでした。でも去年は風邪をひいてもごく軽く、四～五日でいつの間にか治った感じでした。免疫力が上がったと思って自信がつきました。少しずつ体が変わってくるのがわかります。

◉治療を活かすために、自分で治す力をつける

以前はイライラしていましたが、このごろはニコニコしています。とにかく主人の病気のことでもずーっと長い間本当に悩んできましたが、今では、悪いところも原因がとれたらよくなるって思える余裕があります。主人は薬で肝機能も悪くなるし、これから先どうなるんだろうって心配していました。今は心も体も楽になりました。

生活にも変化が出てきて、去年、文化会館のフォーラムで気功をしておられる方を見て、私もしたいなって思っていました。ビデオが出たのでうれしくて買って帰ってやっています。時間のないときでも「六つの呼吸」は五セットを毎日やっています。背骨をまっすぐにするための気功もやります。何だか気のボールがわかるような気が

して、楽しみにしています。

それから、食事も控え目にしました。おやつはほとんど食べません。ほしくないといったほうがいいかもしれません。夕飯も、寝るだけだからエネルギーもあまりいらないと考えて減らして、それにも慣れました。

本当に以前とは違ってきましたね。「自分の体は自分で守る」と思っています。やっぱり生活指導をしてくださるのが本当にいいです。考えてみたらこんなに長く病院に通院したのは初めてです。ここに来て先生にいろいろお話してアドバイスをもらって帰るのが楽しみです。今までは病院は悪いときにだけ行くところでしたから。

本当にいちばんありがたいのは主人のかゆみがとれたことです。みなさんから「きれいになったねぇ」って言われて夢のようにうれしいです。私たちはここまで来られましたが、病気に苦しんでいる人に伝えたいのは、結局は先生に頼るんじゃなくて自分が努力することが大切だということです。薬を活かしていくのも自分の努力だと思うんです。せっかく処方してもらって、せっかくいい指導をしてもらっても、自分でやらなければだめです。自分で治す力をつける、体力をつけていく。これだけは自信をもって言えますね。

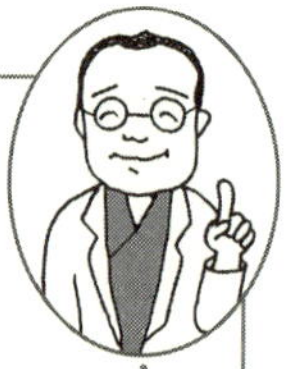

矢山院長のコメント

ご主人はほんとうに長い病歴をもち、湿疹、全身のかゆみで苦しまれていました。金属排出の抗メタル湯に加えて、肝の解毒能力を高める西洋薬を一カ月使ってかゆみが半分以下になり、次に歯科金属を生体に適合する素材に変える治療を行ってもらいました。理解のある歯科の先生に出会えてよかったと思います。

奥様の肩凝りも、歯科金属から出ている電流を放電する治療を三回行い、歯科治療の必要性を納得してもらいました。お二人とも、時間的にも経済的にもたいへんな歯科の治療を実行され、元気になられています。

本当に仲のよいご夫婦で、二人ともほほえましく、健康であることの大切さを実感させてくれます。

証言9

メニエール病
寄り道してここに来たからこそ助かった

C・Yさん（51歳女性）

《症状・経過》

S病院で「血小板減少性紫斑病」と診断され、半年に一回ほどフォローしてもらっていました。そして昨年、「病気の原因はピロリ菌だとわかったので、ピロリ菌を取る抗生剤を一週間飲んでください」と言われました。じつは、一回飲んで後頭部がジーンとしたんですけど、一週間飲めば血小板の数がもどるんだと思ってがまんして、がんばって飲みました。しかし、五日目に大変なめまいの発作が起こり、めまい止めの薬をもらいました。それでも症状はどんどん悪くなって、嘔吐をくり返しました。

その後はS病院までは通えないので、近くの病院で治療してもらっていたんですが、よくならなくて、結局、S病院の耳鼻科に「メニエール病」ということで入院し、何本も点滴を打ってもらいました。けれども体がパンパンに腫れ上がって、頭のしめつけ感、熱感、しびれ感、耳鳴りもありました。耳鳴りは首の後ろからワーッという音がするものでした。

さらに、くるくる回るめまいが続きました。それから一カ月以上経ったら精神的にズタズタになった感じで、「どうして治らないんだろう? 私、何か悪いことをした?」と思いつめていました。

年老いた母が私の代わりに重労働をしてくれていて、「私は母を殺すのかもしれない」と思い、つらかったです。睡眠薬を使って眠れる二時間だけが救いでした。

◉薬に対する拒否反応ができてしまった

S病院の先生は、「抗生剤の副作用として、めまいが出ることがあると文献に書いてあります。ただ、抗生剤をやめればふつうはめまいの症状が取れるんですが、あなたの場合は、もともとメニエール病をもっているので、それが抗生剤で強く引き出されたのでしょう」とおっしゃいました。でも、めまい以外のいろいろな症状については何の説明もありません。その後も、いろんな病院に行っても同じような薬しか出してもらえず、症状はよくなりませんでした。

薬に対しては当然敏感になっているので、別の薬だと言われても、同じような色形の薬は恐ろしくて「飲めません」というと、主人には「わがままだ」と叱られました。でも、薬を体に入れるとすぐ体が反応するので飲みたくなかったんです。自分の体のことは自分がいちばんよくわかるのですから…。とにかく私はこの苦痛を取ってほしいと本当に思っていました。ですから、信頼できる先生、この苦しみをわかってくださる先生を探していました。

◉うつ病と言われて入院させられそうに

かかりつけの病院がなかったので、あちこちの病院へ行きました。どこへ行っても、「ただのめまい症です。死ぬような病気じゃありません」と言われました。私のほうも投げやりになってきて、「どうせ治してくれる人はいない。このままなら死んでしまいたい」と思うようになりました。すると、今度は「うつ病」と診断されて、精神科に入院させられそうになりました。

主人も限界でした。でも友人が、「入院させたら治って出てくることはないよ」と反対してくれました。私も精神科の先生に「めまいや頭が痛かったり、しびれたりが私をここまで追いつめているんです。先生だってこんな状態が続いたらおかしくなるでしょう? これを治してほしいだけです」と言いました。

結局、入院はせず、主人が矢山先生のことを聞いて、クリニックに連れてきてくれました。椅子にも座れない状態でしたので、矢山先生がすぐ診てくださって、「あー、気がなくなってしまってる」「これはきつかっただろう。大変やったねえ。何も考えることもできんやったろうねぇ」と言ってくださいました。

「あぁ、やっと私のことをわかってくださる先生がいらっしゃった」って思いました。今までたくさんの病院に行ったのに、誰も私のことをわかってくれる人はいませんでした。

◉歯の金属を全部外して診察室から出たら、「ん?」

先生はまず、歯の治療が必要と言われました。半信半疑でした。疑う心もありました。でも、「私にはほかに行くところはない。だからとにかく先生の言われるとおりにしよう」と思いました。

看護師さんたちにはいろいろ愚痴をこぼしました。「治らん」「治らん」と言いました。看護師さんたちは、「よくなったり悪くなったりしながら、少しずつよくなるよ」と毎回、本当に励ましてくれました。

でも、今度は周りの人たちからいろいろ言われました。「矢山先生のところに行っても歯を治すように言われて、お金ばっかりかかってよくなりゃせんよ。そんな人たちがいっぱいおるよ」っていろいろな人が言ってきました。

それで不安になり、それを看護師さんたちにぶつけました。看護師さんたちは、「それは治療を途中でやめてしまった方々です。最後までやったら必ずよくなります」とまた励ましてくれて、私もそうだなあと思って治療を続けました。症状がなかなかよくならないと不安で、周りの人は心配して言ってくれるんでしょうけれど、そんな言葉に何度も振り回されそうになりました。

そして、歯科で歯の金属が全部外れて診察室から出たとき、「ん?」と、何とも言えない不思議な感覚がしました。しびれ感が首のうしろからスッと取れたような感じがして、「あれっ?」と思ったんです。少しだけよくなりました。でも締めつけ感や熱感は続いていました。それで、一つ症状が取れて喜んでも、まだほかにいっぱい症状があるので、その一つ症状が取れたことを忘れてしまうんです。そしてまた他の症状にとらわれてしまう…。でも、こうして薄皮をはがすような感じで、一年半かかって症状が取れてきました。

◉気功をする日としない日は全然ちがう

今いちばん困っているのが不眠です。今日、ホメオパシーの薬をもらいました。このクリニックの治療はほかのところと違うので私もいろいろ迷いましたが、先生が本当にいろいろ考えて試してくださって、とにかく「治そう」と強く思ってくださっていることが私に伝わってきました。ほかの病院では、「めまいは死ぬような病気ではないから」と言われ、精神科に入れられて片付けられるところでしたし。

私はたくさんの病院に行きました。目に見えない症状を理解してもらうのが本当に大変で、西洋医学の方法や薬では治らない病気があることがわかりました。でも、初めからこのクリニックに来ていたら、この治療の意味もわからず途中でやめてしまって、今は死んでしまっているか、精神科に入ったままになっていたかもしれません。

だから、あちこち寄り道したことも私には必要だったのかなと思います。

このクリニックに来てから、日常生活も変わりました。水を変えたり、それから看護師さんに勧められて気功を始めました。まだめまいのするころでしたから、最初は椅子に座ってしていました。気功をすると、肩から全身にかけてスーッと楽になるんです。気功をする日としない日とでは、症状も気分も全然違います。今、教室に週一回通い、家でも毎日気功をしています。このことも私にとってはよかったように思います。

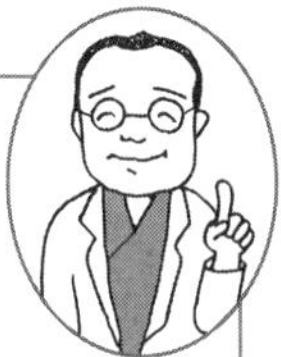

矢山院長のコメント

頭痛、頭のしびれ感、目まい、フラつき、耳鳴りなどの症状が強く、苦しんでおられることはよくわかるのに、検査でそれらを説明できる異常が見つからない場合、医療者のほうも非常に強いストレスを感じます。

そこで複数の科を回り、精神科や心療内科で抗うつ剤や安定剤を処方されることになります。Yさんの場合は歯科金属からが46マイクロアンペア、３５０ミリボルトという強い電流が発生しており、これが交感神経の持続的緊張を引き起こしているのが病気の根本にある物質的原因と考えられました。痛んでいない歯を治療しなければいけないということは、本当に大変な作業です。コストや時間の問題で途中でやめられる方もたくさんおられますが、よくやりとげられました。

非常に繊細な感受性をおもちの方なので、ストレスに負けないように心身を鍛えていく必要もあります。途中で開始したプラセンタにも抗ストレス作用があり、徐々に強くなりつつあります。

証言10

糖尿病

このまま死ぬと思ったが、今では旅行に行けるほどに回復

M・Kさん（59歳女性）

《症状・経過・受診のきっかけ》

父が糖尿病、祖母も糖尿病、母方の祖父もそうです。きょうだいでは私だけが糖尿病です。最初は妊娠中に発症。そのときはすぐによくなったのですが、無理をしたために再発し、三年くらいインスリンを打ちました。

でも忙しかったこともあり、治療したりしなかったりという状況でした。手足の先と舌の先にしびれ感がありました。そして体調が悪くなり、きつくてたまらなくなったころ、矢山先生の講演を聴いた主人が連れて来てくれました。

血糖の高かったころはものすごく食べていましたが、今は血糖が落ちついて食事も少食になりました。ストレスが原因だったかなと思います。

◉血糖値が落ち着くまで一年かかったが、今はこんなに元気

矢山クリニックに来たとき、血糖が非常に高く、やはり「糖尿病です」と言われました。血糖降下剤と漢方薬を出してもらいました。坐骨神経痛もあったので、運動療法はできませんでした。しばらくは体がだるくてたまりませんでした。手足のしびれも強くて動くのがつらく、家でも一日中寝ていました。

食事の不規則もありましたし、薬を飲むと具合が悪くなったり、血糖の上がり下がりがあって低血糖の発作もときどき起こしました。先生には、薬の量や飲み方を決めるのにずいぶんご心配をおかけました。

歯の金属から出ている電気による自律神経のストレスを除くために、金属を取ってもらったのですが、これも苦労しました。歯の治療を始めてしばらくは、かえってバランスを崩したのか、血糖がとても不安定でした。そのころは、食べようと思っても食べることができず、体重が38キログラムまで減りました。足がしびれてジンジンして、イライラして熟睡できなくて、とにかくきつくてたまりませんでした。家族もこのまま死んでしまうのではないかと心配していたそうです。落ち着くまで一年近くか

かりました。二年経って、今はこんなに元気ですけど。

落ち着くまでは、先生には本当にいろいろご迷惑をおかけしました。胸のあたりが苦しくなったときは、生野菜を食べて、寄生虫がそこにくっついていたんです。風邪をひいたあと、風邪のウイルスが下半身にくっついて、しびれがまたひどくなって、足がとても冷えました。今でも風邪のウイルスがなかなか取れないんですが…。

それから、目がおかしくなって物が二重に見えるようになったときはびっくりしました。頭のＣＴも撮ってもらいましたが、脳に異常がなかったので安心しました。それも今ではよくなっています。ほんとに血糖も落ちつかなかったし、私もどうなるんだろうって思っていましたから。

◉いちばんよかったのはレーザー照射

いろいろな治療をしてくださいましたが、いちばんよかったと思うのはレーザー照射です。一日おきとか週二回とか、レーザーを当ててもらいました。なんかシャキッとする感じがしました。ほかにもいろいろな治療をしていただいたおかげなんでしょうが…。それからプラセンタの点滴とプラセンタのツボ注射も、とてもよく効きました。ビタミンとミネラルをしっかり補給したのはとくによかったと実感しています。とにかく今は、こうして動けますから、本当にありがたいです。

前の病院では、インスリン16単位と決まったら、ずーっと16単位自分で打ち続けなければならないわけです。インスリンの注射は苦痛です。打ちたくないんです。でも先生は、内服に変えてみようとかいうことを考えてもくださいませんでした。

食事についても1500カロリーまでしかだめとか言われて、それもかえってストレスなんです。矢山クリニックではカロリーのことはほとんど言われません。不思議なことに、インスリンを打つのでもなく厳しいカロリー計算をするわけでもないのに、血糖が落ちついてきたら、そんなに食べなくなってきてるんですよ。

◉きちんと説明してくれるので安心していられる

私が感じるのは、こちらではなるべく患者の負担にならないようにと考えてくださっているということです。いろいろな薬を出してくださいましたが、ゼロ・サーチで調べて、要らないとわかったら「もう要らない」と説明してやめられます。そしてまた別の薬が出るときは、なぜこれが必要なのか、何に効くのかを話してくださいます。薬や注射の目的がわかっているから患者も安心できるんです。

プラセンタの注射をしたあと、もう一回ゼロ・サーチで診てくださって、「おーっ、よくなっとるよ」って言われたんです。私も体がシャンとしてきているのがわかるので、先生が私の体をわかってくださっているんだということが実感できるんです。だけど、たいしたことないときに「プラセンタはどうですかね？」と聞くと、先生は「もうせんでよか」って言われるんです。おもしろいんですよ。

ゼロ・サーチは、最初は「何だろうか？」と思いました。だって聴診器で心音を聴くんじゃなくて、ゼロ・サーチをもって、こうやって（体の周囲を回すように）動かしておられるだけですから、「大丈夫かなー」と思いました。それが今では先生に、「寄生虫はどうですか？」「ウイルスはどうですか？」って注文して、ゼロ・サーチで診てもらってますからね。

ここでは、先生が説明してくださって治療の意味がわかっているから、「自分で治すんだ」と思っているし、受け入れ態勢ができてます。それから、受付の方や看護師さんが「このごろ若くなったね」とか「きれいになったね」とか言ってくださるので、それがまたうれしくて。家族はこのまま死ぬかと思っていたらしいけど、今は旅行にも行けるし、こんなに元気になって、自分でも感心しています。

◉また命をいただいたのだから恩返ししたい

以前の自分を考えますと、人生観が変わりました。それまでは、働くことと子育てでがむしゃらでした。今は、また命をいただいたからお返しをしようということと、自分の人生だから楽しみを自分でつくろうと考えています。フラワーアレンジメントを一年やり、先月からボトルフラワーの教室にも行き始めました。薬も飲んでいて、糖尿病ではあるけれど、健康ですから。いろいろチャレンジしようと思っています。

いちばん大切なことは信頼することだと思います。今までいろいろな病院に行きましたけれど、たらい回しでした。でも先生には何でも言えるし、信頼しています。信じることから治療が始まるんだと思います。こんな元気をいただいて、私はこれから恩返しをしていこうと思っています。

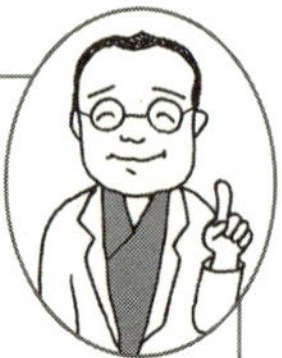

矢山医師のコメント

Kさんは当初、血糖のコントロールも悪く、糖尿病性神経症の状態でした。痛みなどの症状も強く、歯も含めた原因治療と症状コントロールの治療にはたいへん苦労しました。ヒト胎盤製剤プラセンタとビタミン、ミネラルを飲まれ始めたころから、めきめき状態が改善し、当初とは別人のようにお元気になられました。現在はインスリンの注射も必要なくなり、経口血糖降下剤のみで血糖コントロールができています。

Kさんはいつのころからか、診察室に入ってくるとき、扉を開き、必ず素敵な笑顔で「ありがとうございます」とひとこと言ってから入ってこられるようになりました。今までそのような患者さんにお会いしたことがなかったもので、最初はとても驚きました。そういえば、「ありがとうを一日百回以上言う人は病気にならない」ということを聞いたことがあります。おそらくKさんは治療の過程でいつしか自然に生き方、考え方が転換するスイッチが入り、感謝力がアップしたのでしょう。感謝力の向上は自然治癒力を何倍にもアップさせます。Kさんはこれからもどんどんよくなっていくでしょう。

次は血糖降下剤の卒業を目指して二人でニコニコ顔晴(がんば)りたいと思います。

証言11

多発性硬化症――外見では病気がわからないほど回復、残るは不安の克服

H・Nさん（46歳男性）

《症状・経過》

五年前、仕事中に左顔面が動かなくなりました。舌の動きも悪くなってしゃべりにくく、味もよくわからなくなりました。それでH病院に行きました。頭のCTを撮って、「脳に腫瘍ができている」と言われました。そのときは若い先生だったんですが、「腫瘍が五つもあるし、手術もできんだろうし。子どもさんも小さいし、今からが大事なときなのに大変なことになりましたねえ」と言われて…。「死ぬ」という言葉は使われなかったけれど、「もう見込みがない」という感じだったので本当にショックでした。

その後、もっと詳しく調べるためにK病院の神経内科に入院して検査をしました。一週間後、いろいろな検査の結果、脳腫瘍ではなくて「多発性硬化症」とい

う診断がつきました。「多発性硬化症では死にはしない」と言われましたが、「治療法もない」というので、結局、そのときは検査だけで退院しました。

多発性硬化症が特定疾患だということや、どんな病気なのかは自分で本を読んで知りました。その病院で説明を受けた記憶はありません。

◉前の病院では「ほかにやることがないから」とインターフェロン

四年前に左眼の動きが悪くなり、目を動かすと二重に見えたりする症状が出たのでK病院で初めて三日間のステロイドのパルス療法（※）を受けました。そのあと、二カ月くらいの間隔で右腕・右脚がけいれんするとか、いろいろな症状が三回くらい続けて起きたので、「神経症状の頻発」と診断され、入院して治療することになりました。

※**ステロイドのパルス療法**＝免疫が関与した重症の炎症に対して、副腎皮質ホルモンを超大量点滴する治療。通常は、メチルプレドニゾロン1000ミリグラムを三日間点滴する。

治療は、プレドニンの内服です。インターフェロンの自己注射の練習をするという目的もありました。そのインターフェロンの注射については、「これは治療じゃない」と言われました。「治療法はない。ただほかにやることがないので」と。私には何だかよくわかりませんでしたが、とにかくやってみましょうという説明でした。一生打ち続けなければならないと言われました。

今は、とくに病気があるようには見えないと思います。まだ右手のしびれ感があって字が書きにくいし、意識して話をしているのでわからないかもしれませんが、しゃべりにくいんです。顔面の知覚にも何か違和感が残っています。

弟が劇症肝炎でS病院に入院したとき、その病院に勤めていた矢山先生が治療をしてくださいました。かなり危険な状態だったらしいのですが、今も元気でいます。だから、矢山先生がちょっと違った治療をしてくださる方だということは知っていました。それで矢山先生に診てもらおうと思いました。とにかくインターフェロンをやめたかったんです。

二日に一回、一生注射を打ち続けるというのはつらいことです。自分で打つのがいやになって、妻に打ってもらったりしていたんですが、妻にも負担になるし、苦痛でした。私の親も、そんなに打って大丈夫だろうかと心配していました。

◉プレドニンもインターフェロンもやめられた

初診時に歯の金属の電気をとる放電治療を受けて、頭重感が初め一〇だったのが三に減ったという自覚症状の改善がありました。ですから、歯の金属が体に悪い影響を与えるという説明にはすぐ納得できました。弟からも聞いていましたし。すぐ治療しようと思いました。

ところが、これが大変だったんです。前歯が差し歯で、なかに金属の柱が立っていたのでそれを替えなければなりませんでした。でもやってくれる歯医者さんが見つからなくて…。「うちではそんな悪いもんは使っとらん」とか怒られたりして、やっと三軒目でやってもらいました。

矢山クリニックを受診して一カ月目に、一度K病院でステロイドのパルス療法を受けました。そのときは左顔面が硬直しましたので。顔がパンパンに腫れたり、体がきつかったり、じん麻疹が出たり、とても体調が悪くなるので、なるべくしたくありませんでした。だから症状が出ても軽いときはがまんしていました。それでもここで受診するまでは、年に三回くらいはパルス療法を受けていました。

受診しはじめて一年七カ月目になりますが、パルス療法は一カ月目の一回だけです。そして、少しずつプレドニンの内服を減らしてきて、今からちょうど三カ月前にプレドニン内服もやめています。さらに、三週間前からインターフェロンの注射もやめました。注射をやめても何ともありません。もともと治療じゃなかったわけですし、ホッとしています。

◉先生の指導を聞けたからこそ今がある

今の状態までこられたのは、先生の指導をよく聞けたからだと思っています。まず歯を治したことです。浄水器も付けています。仕事のときも水をもって行きます。それから「安心やさい」（生野菜などについている農薬などを除去するもの）で農薬を落として野菜を食べること。やっぱり食べることについては変わりましたね。「安全な食品を」と気をつけるようになりました。子どもにも牛乳は飲ませません。コンピューターの前で仕事をするのでゼロ・グリッドをおいて電磁波対策もしています。

この病気になる前から「成人病のデパート」と言われていました。高脂血症、高尿酸血症、γ-GTPも高いし、高血圧で上が180、下が120くらいありましたから。

お酒も飲んでいたし、もしかしたら、そっちのせいで脳卒中なんかになってひっくり返っていたかもしれません。まだしばらくは薬を飲まないといけないでしょうが、薬のいらない生活をすることが今後の目標です。自分の体は自分で治せるようになりたいと思います。

◉気功をやる気になりました

弟のお嫁さんもやっているし、気功をすすめられて、やろうかなと思ったこともあります。でも私の脳神経は硬くなっているところは治らないし、後遺症はずっと残るとされています。発作が起こっていたころ、MRIで調べてもらったんですが、そこはもう治らないと言われました。それで気功はまだやる気になれないでいました。

でも、今日のインタビューで鶴先生から「後遺症といっても、この一年以上ほとんど支障なく生活しておられるようです。もし硬くなったところがあったとしても、少しずついいほうに向かっておられるようですが…。症状に変化があったとしても、この五つの病因論にそって金属を排出する漢方薬や寄生虫を出す薬、カビの薬、それからジオパシックストレスや電磁波対策と、きちんと対応してこられて、もう体に害を与えるものはほとんど取れてしまっているのではないでしょうか」と言っていただきました。

ということは、先生がおっしゃる五つの病因の一つ「精神的ストレス」というのが問題なのだと思います。私は最初の病院で脳腫瘍と言われました。そのあと検査入院して、狭い部屋のベッドに一人で寝て、カーテンを閉めきって、一週間ものすごい抑圧のなかで死ぬことばかり考えていました。子どものことや家のことなど、考えるともう大変なプレッシャーでした。以前は、やりっぱなしの性格で泣いたことなんかなかったのに、あのときは泣きました。そして精神的に何かが外れてしまった感じがしました。気が小さくなって何かがおかしくなりました。変わってしまいました。もうここまでよくなったと思うのに、やっぱり引きずっているんです。何かが変になっているように思います。

でも、確かに体は変わった自信はあります。あとは気功でなか（内）を変えていかねば、という気持ちになれました。今までは「どうせわかってもらえないだろうし」と思い、病気のことを人に話したことがなかったんです。今日、インタビューで話して何かすっきりしました。よかったです。気功に行きたいと思います。

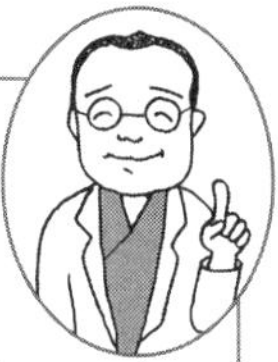

矢山院長のコメント

多発性硬化症は、脳に多発する病変が生じ、そのためにさまざまな神経症状が現れてくる病気です。ステロイドのパルス療法で症状は軽くなりますが、再度症状の悪化をくり返して、徐々に麻痺などの神経症状が進行していきます。原因不明と言われていますが、ステロイドが有効であるということは、免疫系が関与した炎症、すなわちアトピーや喘息と同様のアレルギー疾患と同類であると考えることもできるのです。

ゼロ・サーチで診ますと、頭部にアルミ、鉛、小銀、パラジウムなどの複数の金属の沈着反応と、ヘルペスウイルス、サイトメガロウイルス、マイコプラズマ、クラミジアトラコマティスなどの複数の病原体の潜在感染、さらに強いジオパシックストレスが推定されました。本当はこういった多数の病因がからまり合ってアレルギー性の炎症を脳に生じているのが多発性硬化症の本質だと考えられます。このような複雑にからまり合った状態をまずそのまま認めて、それから徐々に病因を取り除いていくことが求められます。

そのためには「何か一つの魔法のような薬で治すという治療戦略」を変えなけ

ればいけません。このことを理解し、納得することが、じつはいちばんむずかしいのです。

H・Nさんは、素直にこの方針を受け入れられた結果、期待以上にスピーディに病因が取れていき、頭部にあった潜在感染と炎症の共鳴反応が、一年後にはゼロ・サーチで完全に検出できなくなりました。

経過良好ということでK病院でのステロイドも、当院での治療開始後一年四カ月で中止となり、さらにインターフェロンの注射は、ゼロ・サーチで診て、体に不要という反応が生じるので中止にしました。

現在は難病になったという不安感を克服することが課題です。このため気功を始めようとされています。

証言12

パニック障害――

治っただけでなく、気功等の技術がいくつも身についた

N・Bさん（52歳女性）

《症状・経過》

私はパニック障害でしたが、矢山先生のクリニックに来るようになって、ここ半年以上発作も出ず、行動範囲も広がって、本当に元気になりました。ご縁をいただいて、矢山式気功のインストラクターをするまでになりました。

パニック障害になったきっかけは、十六年前の父の死でした。父の葬儀に向かう飛行機のなかで過呼吸の発作が起きました。帰りはなんとか新幹線でもどってきました。父はいつも私を励ましてくれて、私の心の柱でした。苦労して無理をして亡くなりましたので、大変ショックでした。長女なのでしっかりしなくては…と自分では思っていたのでつらかったです。

その後は、妊娠中だったこともあり、ふつう以上に過敏だったのだと思います。

発作時は呼吸が苦しくなり、ベランダから飛び下りそうになったり、とにかく不安定になりました。でも、とても元気な赤ちゃんを授かって、その子が今、十六歳になります。

その後も電車のなかや人混みでは過呼吸発作が起こり、発作の出た場所にはこわくて行けなくなってしまいました。友人から心療内科がいいと言われて受診し、薬をもらっていましたが、そんな薬にどこか疑問を感じ、言われた量を飲まないこともありました。とくに夜中がこわくて眠れませんでした。

◉矢山式の気功教室に参加したのが受診のきっかけ

こちらのクリニックを受診したのは、町の生涯学習がきっかけです。矢山式の気功教室が始まったので参加しました。そのときのタイトルが「病院に行かなくてもいいように元気になりましょう」というもので、なんて素晴らしい先生がいらっしゃるんだろうと感激しました。そして後日、マハーサマーディ研究会の福岡大会で矢山先生の講演を初めて聴きました。

パニック発作がしばしば出ていましたので、発作がまた出るのではないかと心配で、薬を飲んでやっと受診したのが一年半前です。

矢山先生は病気の原因をきちんと説明してくださいましたし、先生の書かれた『気の人間学』を読んでいましたから、ゼロ・サーチのことも知っていました。とはいえ、ゼロ・サーチで調べた結果を説明されてもすぐ理解するところまではいきませんでした。ただ「病因論」についてはわかりやすく説明してくださったので、スっと腑に落ちました。私の場合は気功を先に始めていましたし、ヨーガをしたこともあるので、先生のおっしゃることに抵抗はありませんでした。

◉歯の金属を取ったら後頭部がスーっと楽になった

治療では最初に歯のなかの金属を取りました。小学生のころ、温度計が折れたりすると水銀がコロコロ出てきて、学校の先生に「毒だから触ったらだめ」と言われました。ですから水銀が体に悪いことは子どもだって知っているのに、どうしてそういうものを口のなかに入れるんだろうかとびっくりしました。それですぐ取ってしまおうと決心しました。取っていただいてすぐに、後頭部がスーッと楽になりました。

金属を取る治療では、治療中にパニック発作が起こるのではないかと不安で、大変でした。ふつうの人でも歯の治療のときは緊張すると思うのですが、とくに私の場合は恐怖心が強いんです。薬を飲みながら治療してもらいました。先生に理解していただいて、体調のよいときに少しずつ進めてくださいました。ときにはフラワーエッセンスを飲んで、ボトルを手に握りしめて治療してもらいました。治療期間中は、金属を洗い流す漢方薬を併用していたので安心でした。

プラセンタの注射もしました。去年の春、パニックの発作がまたぶり返しているときで、花粉症なども出ていました。それに、ちょうど更年期障害が始まったころでしたので、いろいろな症状が出ていましたが、プラセンタの注射で劇的に変化がありました。

そのころです。受付の方に「お顔がすっかり変わりましたね」と言われました。受診したてのころは笑えなくて暗かったのです。でも心の底から笑えるようになって、自分のなかにも「大丈夫！」という自信が湧いてくるのを自覚してうれしかったです。そして、症状が消えるたびに自分のことのように喜んでくださった先生の笑顔にとても励まされました。

◉「がまんしなくていいんだよ」

フラワーエッセンスを処方してくださって、ずいぶん助けていただきました。フラワーエッセンスは奥が深いんです。私にも勉強するチャンスがあって、知れば知るほど、三十八種類の花の一つひとつの性格がいとおしい気がします。その花の命を無駄にしたくないという気持ちがどんどん強くなってきました。友人や家族にトリートメントボトルをつくってあげることも楽しいですし、元気になっていく人を見るのはとてもうれしいことです。

人はみな、「心ぐせ」というものをもっていると思います。私は自分をおさえて人の顔色を見て、相手の喜ぶようにと動いていました。本当の自分を置き去りにしていました。これがいちばんの病気の原因だと思います。

私にとってもう一つ、病気を治すのに大きな力になったのが気功です。矢山先生は気功のビデオのなかで、「心の目で自分の体を観なさい」とおっしゃっています。そして「感謝して」と。

心の目で観ていく作業をするということは、自分自身と向き合って対話をして「がまんしなくていいんだよ」と言ってあげることだと思います。フラワーエッセンスを使うときも同じような過程をたどるように思います。フラワーエッセンスと気功を知って、おかげさまで自分自身で治そうと努力することができました。今では私の財産になっています。

◉パニック障害は必ず治る

治療や気功、フラワーエッセンスを続けているうちに、いろんなものを着けていたのがだんだんはがれて、軽くなっていく自分を実感しています。とても楽になりました。病気の最中は自信がないし、生きている価値もない気がして何をやっても楽しくなかったのです。でもその日その日、小さな目標をつくって一つずつクリアして、自分を信頼することができるようになると、自信を大きくすることができます。本来の自分を取りもどしていると実感します。誰もが生活のなかでがまんをしている自分に対面すること、短い時間でもいいから、一日に一回自分と向き合う時間をつくることが必要だと思います。

私は幼いときから「こうあるべきだ」と教えられ、それを美徳として自分を殺していたことに気がつきました。自分の心と体をボロボロにしてしまったと思いました。しかし、このクリニックに来たことがご縁で、病気が治ったうえに楽に生きられるようになったと感謝しています。

パニック障害は治療もむずかしく、また、最近増えていると聞いています。しかし、それは本来の自分の姿ではありません。いろいろな作業や治療をしていくうちに、自分が心と体にくっつけたものが外れていきます。いろんなチャンスがあるはずですから、それを活かしてほしいと思います。それから家族の協力がとくに必要です。私の場合は十六年間ともに耐えてくれた夫がいなければここまでこられませんでした。むずかしい病気ですが、必ず治ります。

◉人間には平等にセンサーが備わっている

私にはアロマ、テルミー、ヨーガ、刺絡、フラワーエッセンス、気功など、出会いがたくさんありました。まず、気功にめぐり会ったことが、私を光のほうへ導いてくれたと思います。人生にはたくさんの分かれ道があるのでしょうが、正しい道を選べたことがうれしいです。

それから本当にうれしいのは、矢山先生が、「人間には平等にセンサーが備わっていて、体によいものと悪いものを見分ける能力をもっている」とおっしゃいますが、それを確信できたことです。「呼吸メジャーの法」も身についたので、買い物に行っても無意識に、息が入りやすいかどうか一呼吸してチェックしている自分がいます。

それまでも、ある場所はいやな感じがするとか、食べ物でも変な感じがすることはありました。知識として知らなかったので問題にしていなかっただけで、それは体が反応していたんだということがわかりました。この方法を知ったら、自分も家族も安全に生きていけます。健康を守れる自信が出てきました。食材も選んで買えます。食べ物が体も性格もつくっていることにも考えが及ぶようになりました。

病気を通して学んだことを使って、今、病気で困っておられる方々に何か手助けができればいいなあと思っています。

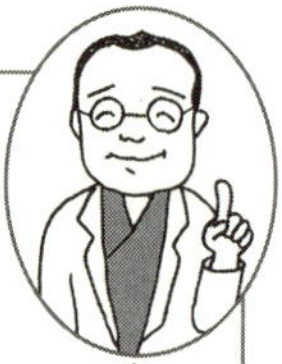

矢山医師のコメント

フラワーエッセンスは、一九三六年にイギリスの医師であるエドワード・バッチ博士が野生の花から開発した癒しのエッセンスです。三十八種類の液状のエッセンスがあり、それを内服すると、心と魂に作用し、崩れていた精神的・身体的なバランスが改善し、自然治癒力が高まります。

西洋医学ではパニック障害には通常、抗うつ薬や抗不安薬を使用しますが、これらには副作用もないわけではないし、高ぶった神経を薬で無理やり鎮静させて感じないようにしているだけなので、根本的な治療とは言えません。

フラワーエッセンスは、パニック障害の深い原因でもある精神的な傷（ときに患者さん本人も気づいていないような）を根本的に癒す力をもっています。副作用もありません。

N・Bさんは歯も治されましたし、身体的にも精神的にも健康になったと言えるでしょう。さらに、今ではフラワーエッセンスの使い方もマスターされ、ほかの人の相談にものれるようになっています。

証言13

化学物質過敏症・電磁波過敏症――毒出しと歯の根本治療で発症前の元気がもどった

K・Nさん（73歳女性）

《症状・経過》

私はとても元気で、主人と会社をやっていましたが、力仕事でも何でもバリバリやりました。病気で寝込んだことはないし、健康には自信がありました。

ところが、新築のマンションを買ってそこに住んでからおかしくなりました。主人が体をこわしてしまい、病院に通うのに自宅からは遠く、病院から近い所にちょうどマンションが建ったので二人で移り住んだんです。

まず、住み始めて二週間目くらいから、エレベーターに乗ると、何か頭が変な感じがして、おかしいなあと思っていました。仕方ないから八階まで階段を登っていました。

でも二十日目から耳鳴りが始まりました。そのころ私は耳鳴りなんて知らなかったので、「頭がピーっていいます」と病院で先生に言いました。そしてCTを撮られましたが「異常なし」。脳外科でも原因がわからないと言われました。

そうしたら、大阪の妹が「それは化学物質過敏症だ」と言うんです。都会では化学物質過敏症の人がとても増えていて、知らない人はいないと言います。それで専門病院のK病院へ行きました。日本ではここが最も進んでいるということでしたので…。ここで化学物質過敏症と診断され、原因がわかりました。結果が出るまで三カ月かかりましたが、原因はホルムアルデヒド（※）でした。

※ホルムアルデヒド＝揮発性有機物質（VOC）は、建材、家具、塗料など身の回りのさまざまなものから放散される揮発性の化学物質の総称で、合板の接着剤に使われるホルムアルデヒド、塗料に含まれるトルエンやキシレン、シロアリ駆除剤のクロルピリホス、プラスチックに含まれるフタル酸ジブチルなど多くの物質があります。VOCを長期間吸い込み続けたり、短期間に高濃度にさらされたことがきっかけで、ごく微量の化学物質でも頭痛、めまい、目の刺激感、息苦しさなど、さまざまな体調不良が現れるいわゆる「シックハウス症候群」や「化学物質過敏症」に悩む人が増えています。ホルムアルデヒドを含まない接着剤やホルムアルデヒドの少ない合板を選びましょう。

◉食事もとれず、うつ状態に

ホルムアルデヒドの数値は、とくに玄関と押入で高いことがわかりました。私は押入に入れたふとんを畳の上に敷いて寝ていました。その部屋は換気もしていなかったので、数値も高くなっていたんでしょう。主人はベッドに寝ていましたから、床から少し高いし、ふとんは押入に入れませんし、空気も入れ換わる部屋だったので、あまり影響がなかったのだろうと思います。

K病院では検査だけで、治療はありませんでした。備長炭を部屋に置くこと、朝の空気を吸って散歩をすること、プラスチック製品は使わない、という三つのアドバイスがありました。そのころは食事もとれないくらいで、つらくて少しうつ病のような精神状態でした。K病院は入院費がかなり高額ということでした。部屋が空いていないのと若い人が対象ということで入院はできず、外来に通いました。

とにかくびっくりしたのは、私よりずっと重症の化学物質過敏症の方がずらりと病院の待合室で順番を待っておられたことです。みんなとても厚いマスクをつけて、精気がなくて無表情でつらそうでした。本当に気の毒な状態で、大変なことが起きていると思いました。私もそうでしたが、触れるものすべてが恐ろしくて、厚いマスクをして世の中から隠れて生きていました。「治してください」「薬をください」と先生にお願いしましたが、ビタミン剤などを少しいただいたくらいでした。

◉MRI検査が原因で電磁波過敏症が加わる

Ｋ病院には三回行ったのですが、入院治療できるところをインターネットで調べてＭ病院というところへ行きました。そちらにはクリーンルームという、化学物質や細菌などのまったく入らない部屋がありましたが、空きがなく、ふつうの部屋に入りました。

じつはその病院で大変なことになったんです。ＭＲＩを撮ったら、「電磁波過敏症」まで起こってしまったんです。私は化学物質過敏症になってから何でも恐ろしくなっていたので、ＭＲＩの検査も不安でした。それで、もしＭＲＩの検査中に具合が悪くなったら、左手を挙げるから、そのときはすぐ検査を中止するという約束で検査をしました。ところが、手を挙げてもやめるどころか、検査の係の人が馬乗りになって、動かないように押さえ付けたんです。十分経ってやっとやめてくれました。体がガタガタになりました。精神的にも大変なショックでした。

それからは化学物質過敏症と電磁波過敏症の両方の苦しみを体験し、「神経症」とか「うつ病」とか言われ、なぜこういうことになったんだろうと悔やんでいました。とにかく自分でベッドから起き上がることもできず、介護を受けました。介護度Iの認定を受けましたから、どのくらい悪かったかおわかりになると思います。もう何の望みもない状態でした。

◉「ヤヤマに行きなさい」

そんなある日、私の状態を知った会社の人が、「ヤヤマに行きなさい」って言うんです。「ヤヤマって何だろう?」って思いました。その人が、ずっと原因不明の熱が続いていたのが、矢山先生のところに行って治療してもらったらすっかりよくなったって言うんです。それで、家の者にかかえられて、やっとのことで行きました。車のなかで寝た状態で、片道二時間くらいかかりますが、とにかく毎日のように通いました。

子どもたちがずいぶん協力してくれました。都合の悪いときはタクシーに乗って介護の人について来てもらいました。何としても楽になりたかったし、「今までがんばって働いてきたのだから、お金は体を治すために全部使ってしまっていいじゃないの」と子どもたちも言ってくれましたので…。だいたい、今まで治療してくれるところがなかったんですから、なんとか治そうとしてくださる病院はここだけでしたので、藁をもすがる気持ちでした。

◉歯の治療で「肩の上の重い石」がなくなった

治療は主に点滴と漢方薬でした。体内に溜まっているものを出す、というのが治療方針です。それから歯の治療をしなさいと言われました。歯の奥に腐った骨があって、そこに感染が起きているのでそれを取ってしまわないと治らないと言われました。

それで私はピンときたんです。病気で病院にかかったことはなかったけれど、歯が悪くて二カ所の大学病院の口腔外科で治療をしたことがあったので、歯に問題があると言われてすぐ納得したんです。それで、ここへ来て点滴をして、帰りに山口歯科へ行って歯の治療をやってもらいました。顎の骨の深いところまで治療したので、あとでかなり痛むかと思ったら、スカーっとしました。本当に楽になったんです。もちろん顔は腫れ上がっていましたが、肩の上の重い石を下ろしたようで、痛いというよりスカーっと気持ちがよかったです。

山口先生も苦労されていましたが、よくやってくださいました。でも一回は金属を外してくださったとき、吸引が十分でなくて症状が悪くなったことがありました。そのとき山口先生は、化学物質過敏症について勉強不足でしたとおっしゃって、その後はまた十分気をつけてやってくださいました。

◉一人で外出できたことを知った娘が絶句

歯の治療をまとめてやっていただくために入院しました。入院時はものすごく厚いマスクをしてきたんですが、今は外してしまって（恐る恐るでしたが）、平気でさっさと院内はどこへでも行っています。「あなたどこが悪いの？」って言われます。点滴をしてもらってから耳鳴りもしなくなって、すごく調子がいいです。こちらの歯科の先生はていねいな治療で、噛み合わせの調整もとても上手だと思います。

この前、一人でタクシーを使って近くのショッピングセンターまで行ってきたんです。電話で娘にそう言ったら、「えーっ」って絶句していました。だって、今まで一人で外出するなんて考えられないことでしたから…。たとえばスーパーだと、冷凍食品売り場は電磁波がすごく強いし、化学物質もあちこちいっぱいなので、具合が悪くなるから誰かについていてもらわないと、どこにも行けませんでした。

化学物質過敏症になって四年目、自分でもウソみたいです。数カ月前までは一人でベッドから起き上がれなかったんですから。これからもよいとき、悪いときはあるでしょうが、でもなんとかやっていけそうだなぁって思っています。

◉お医者さんにはもっと勉強して誠実になってほしい

発症してからこれまでの治療を振り返ってみますと、お医者さんももっと勉強してほしいと思います。私は化学物質過敏症で苦労していましたが、もし電磁波過敏症が加わらなければここまで苦しまなかったと思います。

M病院の先生は、私の症状がこれほど悪くなった原因がMRIのせいだとは最後まで認めてくれませんでした。本を読めばMRIを受けたあとに電磁波障害になった人のことがいっぱい書いてあるのに、それを認めようとしないで、誠実でない態度がとても残念で腹立たしかったです。先日、主人を亡くしましたが、化学物質過敏症だけのときは主人の介護をしていたのに、自分が寝たきり状態になってからは何もしてあげられなかったのがつらかったです。

化学物質や電磁波など目に見えない環境の汚染によって、いろいろな病気が起こっていると言われています。私たちも便利な生活を送っていますが、環境を汚染していることにもっと注意を払って改めていかなければならないことがいっぱいあります。私もたくさん本を読んで勉強しました。マンションの業者の人も、化学物質まみれの建材や換気のことを初めに伝えるべきだし、情報をうやむやにしないことが大切だと思います。

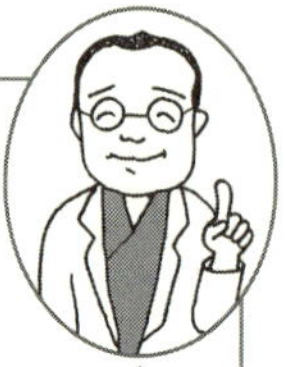

矢山院長のコメント

K・Nさんは、化学物質過敏症、電磁波過敏症という、本態が不明とされ治療法も明らかでない病気で受診されました。K・Nさんのような難病、難治症の患者さんの治療に携わっていると、外界の環境汚染が体のなかに気がつかないうちに入ってできた「体内環境汚染」が根本病因となっていることがわかってきました。水のなかの金属や化学物質などの汚染、歯科金属から発生する電流とそれによる金属汚染、携帯電話、電気製品から発生する電磁波、食品や建材に含まれる化学物質や農薬、数えきれないほどの汚染源にわれわれは取り囲まれています。

そのような複数の原因が複雑系といわれる生命体のなかに入ったときは、従来の検査法では解析できない状態を呈するし、単一の薬剤で症状を消し去ろうとする治療法が効果を発揮できない状態になるのです。このような状態に対しては、生命体を正常な原点にもどすために、解毒療法を主とした治療が必要となってきます。解毒は detoxification ＝デトックスといわれ、代替療法や抗老化医学が盛んな米国においては重要な治療法の一つとなっています。

K・Nさんはこの解毒を目的とした漢方の煎じ薬、数種類の薬剤の内服点滴を行いました。これで病状は少し改善したのですが、顔面や耳介の痛み、「口のなかに焼火箸を刺し込まれたような」と訴えられる痛みが続いたため、歯の金属をセラミックスなどに入れ替えるだけではなく、根本的な治療を行わざるを得ませんでした。

歯のなかの歯髄には神経と血管が入っています。虫歯で強い痛みが生じたときは、ここに細菌感染、炎症が起こっています。このため、いわゆる「神経を抜く」

治療が行われます。「神経を抜かれた歯」は失活歯と言われますが、いわば死んだ組織なのです。この歯の歯根部にはどうしても細菌が入ってきやすくなります。そして失活しているだけに痛みなどの症状が少なく、気づきにくいのです。

この歯の治療は本当にむずかしいのですが、米国でこのための技法を学んでこられた山口論理先生にお願いして治療することができ、びっくりするようなよい結果を見ることができました。

治療の仕上げは当院に入院され、三十日間、食事療法や気功訓練も行った結果、体重も五キロ減り、「病気をする前と同じくらい元気」と本人が言われるようになりました。ここまで来るには「死んでたまるか」と口にされたようなご本人の強い意志と、ご家族が遠方からの通院をサポートされた努力が大きな力をもっていたことも忘れられず、心のあり方の大切さを学ばせていただきました。

証言14

膝関節痛

虫歯治療が膝関節痛による歩行困難を治した

T・Kさん（46歳男性）

《症状・経過》

左膝が痛くなって、一カ月後には歩けなくなってしまいました。最初に受診した整形外科では、軟骨がすり減っているということで膝に軟骨保護の注射をしたのですが、悪くなる一方でした。

それで今度は、スポーツ選手も来るような評判のよい整形外科に行きました。ＭＲＩなどの検査をして、入院安静を守ったのですが、関節は曲がらず痛みも続くので関節鏡下の手術を受けました。

結局、改善せず、全然歩けなくなりました。

◉膝の痛みだけでなく背中の痛みも取れてしまった

知人が、佐賀にとてもユニークな治療をしているところがあると教えてくださって、矢山クリニックを受診しました。受診したときは、座っていても立っていても、足を伸ばすと激痛が走りました。松葉杖の生活でした。

矢山先生は「放置していたムシ歯が感染を起こし、それが膝に流れていって感染を起こした」とおっしゃいました。つまり、歯に原因があるということです。私は「そんなことはないだろう」と思いました。半信半疑でした。でも、歯を治さないと膝関節痛は治らないと思いましたので、先生に群馬県の清水先生を紹介してもらい、歯の治療をしていただきました。

私には虫歯があって、アマルガム、パラジウムが入っていました。まず虫歯を治して、それから金属も外してしまいました。そうしたら膝の痛みが激減しました。びっくりしました。まだ治療中なので完全ではありませんが、状態はかなりよいです。膝の痛みだけでなく、背中の痛みもあったのですが、それも取れてしまいました。

◉虫歯の放置はさまざまな病気の原因になる

おかげさまで歯の金属のことや、生活面では食事のことなど、興味が広がりました。体調のよくない知人にはこのことを話しています。また、矢山先生に言われたことを守って生肉や牛乳、乳製品は食べなくなりました。

整形外科で何度もＭＲＩを撮って手術もしたのですが、原因はわからないと言われたんです。血液検査でも感染が起こっていることがわからないようです。

それにしても、関節炎が歯から起こるとはなかなか考えないと思います。私の膝関節に感染が推定されたトキソプラズマやニューモシスティス・カリニといった病原体は、虫歯の病巣に持続的に感染して、それが血液を介して体中に流れて行って、その人の弱いところに棲みつくのだそうです。

虫歯を放置すると本当にこわいことが起こることがあるんですね。この際、全部の歯をチェックしてもらって、噛み合わせもよくしていただくつもりです。

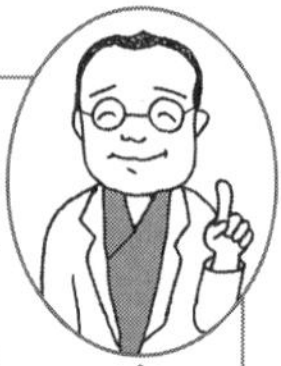

矢山院長のコメント

Kさんは、受診したときは松葉杖が必要な状態でした。群馬県に住む私の古い友人が「自分の大切な友人」ということで同行して来院されました。ゼロ・サーチで診ると、虫歯を放置している部位と痛みのある部位にトキソプラズマ、ニューモシスティス・カリニなどの弱毒菌の潜在感染が推定されましたので、それに有効な抗生剤と解毒を目的とした漢方薬を処方しました。

歯は、群馬県の友人の歯科医を紹介してすぐに治療にかかってもらいました。一カ月後の再診日には痛みは劇的に改善していて、歩行も問題ない状態でした。歯と膝に存在が強く推定されていた細菌のバイオレゾナンス反応も消失していました。食物にも気を配っておられるので、今後完治していくと考えられます。病気の成り立ちと経過がシンプルなので、歯科医科統合の治療法の有効性がよくわかります。

証言15

子宮内膜症
「全体をみる医療」がここにはある

Y・Aさん（34歳女性）

《症状・経過》

私はもともと、「大地震が起きても、一人がれきの下からはい出しそう」と言われるほど元気だったのですが、仕事で腰を痛めたり、東洋医学的には腎経が弱いと指摘されることがしばしばありました。疲れると慢性膵炎傾向が悪化し、血中アミラーゼ値が上がることもありましたので、オステオパシー（※）を定期的に受けていました。また、ストレスを上手に回避するよう気をつけていました。生理痛があったのですが、ヒーリングを始めたころからなくなっていました。

※オステオパシー＝骨、関節、リンパ、血管など生命体の構造に対する療法の総称。一八七四年にアメリカ人医師アンドリュー・テイラー・スティル博士によって提唱された。

その後、ドイツにいるときでしたが、気を失うほどの、今までに経験したことのないような激しい生理痛が起こりました。その四カ月後には、さらに激しい発作が起こり、息が吸えないほどで動けず、ちょっとした振動でも激しい痛みが腹部に起こりました。いつも痛いわけではなく、生理期間中に発作的に起こる腹部の痛みで、生理が終わると落ち着きました。一度発作があると炎症が起こるようで、一週間ほど腹部にその炎症の痛みを引きずる感じでした。

◉もともと自然療法には興味があった

帰国してからは菊池療養所に研修に行きました。畑仕事が原因なのか、右腰部から股間節にかけて痛みも出てきました。その後、生理痛の発作と重なり、夜間に痛くて目がさめるし、寝返りができない、起き上がれないという状態になりました。

婦人科では、「子宮内膜症」「左卵巣のう腫」と言われ、手術をすすめられました。また、以前から腎経が弱いということもあって、腎臓内科に行きましたら、少し腎機能低下があり、血清アミラーゼ値が高いと言われました。

婦人科では鎮痛剤だけ処方されましたが、手術をすることにしたので、のう腫を小さくするためにホルモン注射を始めました。一回でやめてしまいましたが。じつはその前に、西式健康法の自然療法を行う病院に入院したんです。もともと自然療法には興味があったので、勉強になると思いましたし。そこでは食養と断食、浣腸を行い、宿便が取れると痛みも改善するという考えで、私も納得しました。

しかし痛みはまったく改善せず、動けなくなって、西式の「金魚運動」も何もできないありさまですから、家に帰りました。母に看護してもらって、「老老介護ならず、老若介護ね」と二人で笑いました。

◉自分の意思で治療を選択する厳しさを知った

そのとき考えたのは「自然療法と西洋医学をどの時期に使うか」という両者の適用の問題です。自然療法で体質が改善してくるには少し時間がかかるので、そのスピードと、自分の体調が悪いほうへ向かっているスピードとのズレ、そして、今現在痛くてつらい、というその三つを冷静に見つめ、今はどの治療を選ぶのか、いちばんよい方法はどれか、と自分の意思で選択するのは本当にむずかしいということです。

私もたいへん悩みました。西洋医学の問題点を知り、「できれば自然療法がいいな」と思っていたとしても、その苦しい状況のなかで、自分の体、命、人生をかけて治療法を決めるということの厳しさです。今まで見てきたがんの患者さんたちはみな、こんな厳しい選択を迫られておられたんだと知りました。

私はヒーリングをしてきましたので、透視的な方法でその方の問題点を見ていくというトレーニングを積んできました。そうやって見ると、「自分の心と体にいちばんいいものを取り入れることを決断することを邪魔しているものは何か」が見えてくるんです。矢山先生の五つの病因論でいう、真ん中の「内因」のところですね。物質レベルではなく、心理的・魂的なレベルの問題です。

その部分に問題のない人は、すぐに現実レベルの対策に入れるのですが、内的な部分に何かをかかえていると、それが邪魔をして、現実を自分にとってよりよいものに変えていくようにと事を動かすことをしないのです。

◉「この時期にこの状況が与えられた意味」を考えた

私は今まで、代替医療と西洋医学を統合していく仕事をしたいと思っていろいろな勉強をしてきました。そして看護やヒーリングのスキルアップをするだけでなく、生きることの基本を学ぼうと、農業研修に参加して畑仕事もしました。体を壊してしまいましたが、生きていること、心と体を大切にすること、水・食物・空気という自分を生かしてくれているものを実感することが、私自身のなかでの看護、そして何より私自身の人生の礎盤となったと、その要諦をつかめてきた感じがしました。

そして、「自分独自の看護を展開させていこう！」としていた矢先に動けない状態になりました。希望を失い、これから一体どうなるんだろうと思いました。でも一方では「この時期にこの状況が与えられた意味」についても考えました。これから本格的にホリスティック・ヘルスケア（全体的な健康向上）に携わっていくうえで、これは私の「総仕上げ」なのかな、と考えています。

矢山クリニックを受診して、他の医療機関にはない二つのことがとくにすばらしいと思いました。まず「ゼロ・サーチ」です。私は透視などのテクニックを使って患者さんの問題点を見ることが少しできます。しかし、ゼロ・サーチがあれば、とても簡単に、何より明確にその量的なものまで推定することができます。ですから、ゼロ・サーチを使って推定し、治療を行えば非常に有効な医療ができるわけです。

◉一般の病院はバラバラにしか体をみてくれない

二つ目は「全体をみている」ということです。私は婦人科や内科などいくつかの科を受診しましたが、生理痛と腰から股関節の痛みを関連づけて考える医者はいませんでした。「卵巣のう腫は左側だから、右側の腰・下肢痛は関係ない」と。

でも私のなかでは、何かつながっているという感覚がありました。誰もバラバラでしか体をみてくれないことに納得がいきませんでした。ちょっと調子が悪くなると○○病院○○科、△△科などと診察カードがあっという間に増えました。しかし、矢山クリニックでは全身をみる医療が行われていました。私はこの病気をして「トランプのように診察カードをもっていらっしゃった患者さんたちが、いかに労力、気力と体力を使っていらっしゃったのか」ということに初めて気がつきました。

矢山クリニックでは、ゼロ・サーチのほかに、漢方やフラワーエッセンス、ホメオパシー、経絡治療、さらに、歯科治療と食事指導などによって「全体をみる医療」を行っています。加えて「ボディワーク」もあるといいのではないでしょうか。体をほぐせば心もほぐれ、心をほぐせば体もほぐれますから…。組織への血流がよくなれば、デトックスも進み、薬物も届きやすくなり、ここでの適切な投薬の効果がさらに上がることでしょう。

◉心や霊性へのアプローチが絶対に必要

また、フラワーエッセンスなどをさらにうまく使って「内面的なもの、心理的なものからのノイズがとれるようなアプローチ」が望まれます。治療には入口が二つあると思います。物質的なものと心理的・霊的なものです。それは私のやってきたヒーリングの経験から実感しています。ヒーリングだけでは対処できない、もしくは時間のかかる、たとえば歯の金属、感染、電磁波、化学物質などの物質レベルの問題があり、それらについては、いらないものを体外に排泄する、抗生剤を使う、電磁波を避けるといった物理的な対処が必要になってきます。そして一方では、物質レベルの治療を邪魔している心や霊性の部分へのアプローチが絶対に必要だと思います。

そしてもう一つ、ホロトロピック(全体性へ向かう)ということで考えれば、「死生観」「ホスピス観」のようなものもさらに発展させていく必要があると思います。人は必ず亡くなるのですから。生きざまが死にざまですし、最期も自分で演出したいと思いませんか？　生まれた以上、一瞬一瞬確実に死に向かっている。しかし今、この一瞬は確かに生きているという点では、がんの方でも私でもまったく同じですから。

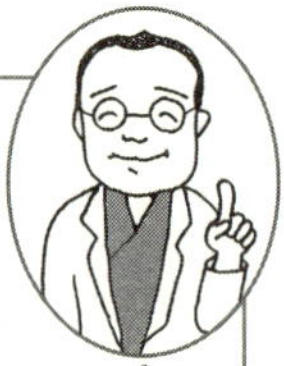

矢山院長のコメント

Ｙ・Ａさんは、強い生理痛で受診されたことが縁で矢山クリニックで働かれることになりました。西洋医学は大学病院を中心にキャリアを積まれ、そのうえで自然療法にも興味をもたれていたことが就職の動機とのことです。

生理痛の原因は、金属汚染、化学物質汚染、トキソプラズマ、ニューモシスティス・カリニなどの弱毒菌の潜在感染が推定され、これらがからまって痛みをつくっていたと考えられました。痛みも少しずつ軽快しているようで、生理痛はぴたりとまったくなくなりました。腰から足にかけての痛みはまだ取れていませんが、当院で歯も完全に治療して、患者の立場から当院の方法論を実感し、体得できるナースになっていただけることでしょう。毎朝行っている全職員のための気功も上達が見られています。また、当院でも気功のようなボディワーク、カウンセリングなどを充実、発展させていきたいと思います。

証言16

慢性気管支炎――四半世紀に及んだ咳が一年半でほぼなくなった

T・Kさん（70歳男性）

《症状・経過》

ベルギー駐在から帰国後、本社会議に参加したときのことです。それまでまったく経験したことのない種類の軽い咳が出ました。このときはお茶を飲んで終わりでした。咳が続いたわけではないのです。体調もよく元気でしたし、初めて経験するおかしな咳でしたので、何となく気になりました。咳の原因がつかめませんでしたから、このときは治療をしませんでした。健康にはすごい自信がありましたので、咳のことはすぐ忘れて、会議後、仕事にもどりました。

その後、日本で複数の大学病院で受診をくり返しましたが、いつも「きれいな肺です。何の対症医療、予防医療も必要ありません」というのが専門医の見解でした。当時は、これ以上受診を続ける時間的余裕はない状況でした。

契約していたODA(途上国援助)プロジェクトに参加するために大急ぎでスリランカに赴任しました。仕事第一で「咳など何とかなるだろう。水を飲んで喉をうるおせばいいから」と考えていました。健康診断でもとくに問題はありませんでしたので、スリランカ、フィリピン、そしてタイと、アジアの一般的には不衛生とされる国で勤務を続けていましたが、咳の頻度は年々増え、咳の強度も周りの人々を驚かすほどまでに大きくなりました。

フィリピンではどうにか会議や講習会を実施できましたが(飲料水は常時必携して)、タイ勤務になると短時間の会合にも神経質になるほど咳が突発的に出るようになり、周りの人々を心配させることになりました。それで、タイの病院で徹底的に治療することに決めました。

◉タイの病院で同じ悩みをかかえる女医に出会う

タイでは、日本のどの病院よりも清潔で、アメリカ、日本で多年研修した多くの医師が真剣に診断と治療に取り組んでくれるバンコクの「バムルンラート病院」で治療することにし、数人の呼吸器専門医の診断を受けました。

担当医は、長崎大学で医学を七年研修してきたタイ人の女医で、同じような咳に悩み続けている医師でした。この女医に出会い、「この医師に百%の信頼をおいて治療しよう」と決心し、非常に丁重で真剣な親身の治療を受けることができました。

一流のタイ総合病院にも、いい加減な医師もいました。「アメリカで十年勉強してきました」という医師は中途半端な診断ばかりで不満でしたので、同じ病院に勤める呼吸器科の他の医師三~四人に受診する手続を次々に取りました。最後に診断のアポを取った医師がそのアンチャナ女医でした。

◉タイで受診した病院と日本の病院の違い

当時（二十~三十年前）の日本と現在のタイの病院の大きな違いは次の三つです。

①専門医師が同時に複数以上配置され、患者の判断で選択・変更できること
②医師の力は患者の評価で管理部門が決めること
③医師自身が自分の腕を売るセールスマン・シップを重視していること

管理部門の違いもありました。

①とにかく明るい雰囲気で、玄関から快適なホテルのような雰囲気
②カードで支払いが可能
③国際化の徹底

そのうえ通訳の選択も可能で、一人の能力が不十分な場合は二人目がつくというサービスぶりでした。また、医師が英語を話すのは当たり前で、部門別に必ず英語を話す看護師を配置していました。それから、入院患者には宗教別の食事を準備していました。日本食、欧米食、イスラム食などがありました。

このような違いがありましたが、たまたま私が出会った日本の先生方に私の納得のいく的確な診断をしてもらえなかったということかもしれません。しかし、一流と評価されている病院でのあまりにも単純な患者扱い、親身になって接しない姿勢は、私を診断したそれまでの先生方に共通でしたので驚きました。時間的な余裕がなく、心の余裕もないのでしょうか。

◉「長い外国生活で悪いものをいっぱい食べてきましたね」

一般的に、タイ人の宗教心は日本人のそれよりも強固です。幼児期から青年期まで、

各地にあるお寺の日曜寺子屋教室でお坊さんに教え込まれますから…。しかし、タイ人の宗教心とタイ人医師の態度との関係はないように思います。私が治療を受けた病院は一般的とは言えず、タイではきわめて特別な、駐在員と現地の特権階級のためにあるような病院です。また、アンチャナ女医が私と同じ傾向の咳の病に悩まされていたことは幸運だったとも思います。

帰国してから、矢山クリニックのことを先生の書籍で知り、受診しました。初診での開口一番のコメントは、「長い間の外国生活で、悪いものいっぱい食してきていますね。バクテリア、ウイルスの共鳴反応が咽頭にあるのが何よりの証拠です」だったんです。これは信じられない気持ちでした。矢山先生の「治る！」というお言葉には本当に励まされました。患者はそのことを信じ、あきらめずに前向きな姿勢でいることが大切だと思います。

◉病気は対症療法では完治しないことを知るべき

治療の本当の効果は時間をかけて判断する必要があります。長年病気を放置同様の状態にしておいて、「すぐに治った」ということはありえないと思っています。「必ずよくなる、完治する」という自信が内部から湧き出てくる矢山先生の療法の手法は、自然の摂理にかなっていると思います。とにかく咳の発作はかなり減っています。以前は常時必携だった飲料水でしたが、最近は携行することを忘れて会議に参加したりします。会議で咳をする恐れから解放されているということは、治ってきている証拠です。

病気は対症療法では完治しないということを健康な人も健康でない人も理解する必要があります。病気は病院と医師のみなさんだけでは解決できない全国民的、全世界的問題です。環境の保全、食の安全、予防医学の真の意味を誰もが理解しないと健康な社会は生まれてこないでしょう。

とくに食べ物は健康に直結しますから、食の安全には留意すべきです。帰国後、農業県佐賀の食材安全性に強い疑問をもち、園芸、有機農業の本をめくりながら、自分でほんの少しですが、生まれて初めて野菜づくりを始めました。郷里の武雄では「こだわり農業」に興味をもってがんばっている人たちの協力で、完全無農薬で古代米とアマランサスの栽培を始めました。もっとも私は場所を提供しているだけのような立場ですが…。

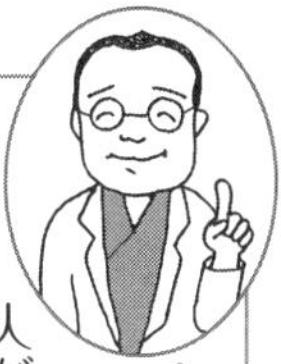

矢山院長のコメント

Kさんは二十五年前から咳が始まり、受診する十年前からは周りの人が心配するような苦しい咳が出ていました。X線や血液検査で異常がないのに咳だけが長く続く人がときに受診されます。ゼロ・サーチを使ってバイオレゾナンス法で原因を探ると、やはり金属汚染と複数の細菌や寄生虫の関与が類推されました。症状はこれらによるアレルギー性の炎症と考えれば納得がいきます。歯科治療、潜在感染の治療を行って徐々に症状は軽快していき、一年半後にはあまり気にならないようになりました。病歴が長いのでご本人は気長にかまえておられましたが、医師としてはもっとスピーディに治したかった症例です。

現在は歯科が併設されていますので、歯科と緊密に連絡をとって治療を行えばそれが可能と考えられます。病気と食の関係、さらに農との関連へとスムーズに思考と視野が広がっておられるのは、長年の海外生活で養ってこられた柔軟な思考と行動力の賜物だと敬服しています。ホロトロピック・マインドをすでに持たれておられるようです。迷いをかかえた多くの患者さんたちにエールを送っていただけることを心よりお願いいたします。

証言17

悪性リンパ腫――西洋医学と東洋医学の両方のよいところを生かす

K・Kさん（45歳男性）

《症状・経過・受診のきっかけ》

会社の健康診断でこの病気がわかったのですが、症状はとくにありませんでした。悪性リンパ腫という病名を聞かされたときは、もう「明日からどうしようか、明日死ぬんじゃないか」といったふうで、何も手につかないひどい状態になりました。目の前がまっ暗でした。

検査にも長い時間がかかりました。抗がん剤の投与で無菌室に入ったときは本当につらかったです。熱が出るし、食べられないし、悲惨でした。「この病室から生きて帰れるのだろうか」と思いました。九カ月休んで、徐々に仕事ができるようになりました。その後は三カ月に一回CT検査を受けていましたが、毎回死刑の宣告を受けに行くような気持ちでした。

そのうちに、友人から矢山先生のことを聞いて、西洋医学だけでなく東洋医学も受けてみたいと思うようになりました。「生きたい、治りたい」というより、少しでも長生きしたいと思ったのです。

◉信じてやってみれば結果は出る

矢山先生の治療では、漢方薬を飲むことはもちろんですが、生活全体を見直すことになりました。体のなかにあるよくない物質を出さないといけない、薬だけで叩いていてはだめ、体の内面から、自分で整えていかなければならないと言われたんです。

初めは、何のことだろうと思いました。でも、ここに通って先生の言われることを実行していくうちに、体調がだんだん変わっていったんです。治っていくので、自分でも自信が出てくる感じがしました。そして本当に、自分でも「変わらなければならない」と思いました。それから、三つの側面から取り組んでいこうと考えました。

まず一つ目が、ふつうに検査をしていくこと、二つ目が、自分で生活や体を変えていくこと、三つ目が、矢山先生の治療です。漢方、歯の治療、水を変えることなどです。そうしたら、病気の症状のレベルが１００％だったとすると、１％、２％と減っていき、今は半分くらいまではきたと思います。この取り組みが今の健康な体調に結びついたんだと思っています。

歯や水の問題について言われたとき、最初は意味がわかりませんでした。でも、先生のおっしゃることを信じてやってみたらわかりました。信じてやってみれば結果は出るんです。さぼると、その結果もゼロ・サーチで調べられるとちゃんと出てくるので、納得していろいろなことを少しずつ変えていきました。

◉治療をきっかけに家族の意識と生活も変わった

病気になると、自分を見つめなければならない、いやおうなく自分自身と直面せざるを得なくなります。それでわかったことは、自分の力だけでは病気は治らないということです。

家族からは、「お父さん、がんばって元気になってね」という励ましもありました。でも、自分が「絶対に治りたい！」という強い意志をもってやっていかないと、治る病気も治らないと思います。そして、それをサポートしてくださるのが先生だと思います。

治療をきっかけに、生活習慣など家族の意識や生活も変わりました。食事では、インスタント食品、化学物質の入ったような食品をとらないように心がけています。自然な食事にしようと…。体をつくるのは食事だから、食べることを大切にしなければならないということを改めて知りました。

今、病気になっている方にお伝えしたいのは、まずは自分が「絶対病気に負けない」と信じることです。そして信頼できる先生、パートナーを見つけることです。本当に信頼できる、何でも相談できる先生を見つけることが重要です。そして、その先生と一緒に治療に取り組んでいくということが本当に大切だと思います。これは、めぐり会いですから、私はここに来て、先生にめぐり会えてよかったと思っています。

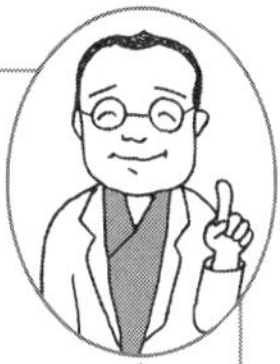

矢山院長のコメント

K・Kさんは悪性リンパ腫で、西洋医学の治療を受けたあとに、体力回復、再発防止の目的で三年間、フォローアップしています。途中、小腸にリンパ節の腫脹があり、風邪をきっかけにそれがさらに大きくなって腸閉塞を起こしたため、総合病院で切除手術を余儀なくされました。

精密検査では、そのほかにまったく異常はなく、術後の化学療法もなんとかクリアしました。その後、湿疹が両下腿や胸部に出て困っておられましたが、ゼロ・サーチで調べたところ、マイコプラズマの感染が推定されたので、抗生剤もゼロ・サーチで選択して服用してもらい、すぐに治癒しました。

西洋医学と東洋医学のよさを両方生かしたうえで、日常生活でも健康志向を心がけている点がすばらしいと思います。

証言18 肺がん

手術しない選択をして、元気な「気功人間」になれた

Y・Sさん（67歳男性）

《症状・経過・受診のきっかけ》

会社の健診で「肝臓に何かある」と言われ、CTを撮ったら肝臓は問題なくて胸に小さな影があることがわかったのが五年前です。

すぐに医大で骨シンチグラフィー（骨の炎症やがん転移を調べる検査）を含めた精密検査をし、十一月には手術をするようにと言われました。

私はそれに従うつもりでしたが、家内が「手術しても再発する人もいるし、まずは矢山先生に相談しよう」と言いますので、矢山先生に診てもらいました。

◉アドバイスを参考に、自分の決断で手術を断る

まず、ゼロ・サーチで診てみると、「確かに右肺に気の流れの悪いところがあるが、悪性かどうかは確定できない」ということでした。

先生に漢方薬を選んでもらい、「しばらくCTを見ながらフォローしていこう。そのうえで手術が必要となれば手術することも考えましょう」と言っていただき、私もまったく同じ気持ちになりました。医大からは検査をすすめられたんですが、結局、お断りしました。

先生にはゼロ・サーチを使い、がん遺伝子の波動とか、ウイルスや金属など、いろいろなものの波動で診ていただいています。昨年、医大から「五月にCTを撮って、転移はなさそうだから、手術をしてはどうか」と矢山先生のほうに紹介状がきたそうです。

矢山先生は前々から患部の変化により、精密検査・手術をするというご意向のようでした。でも、せっかく体調もよいのに、万一、手術をして後遺症にでもなったら…と危惧しましたので、私からお断りしました。

◉腫瘍が大きくならない

矢山先生は「患者の意思を尊重するのが私のやり方だから…」とおっしゃってくださいました。いま、気持ちよく暮らしています。節目節目にいろいろ適切な処方をしてくださるので、腫瘍は三センチくらいあるそうですが、そう大きくなっていませんし、症状も何もありません。食べ物のことや電磁波などマイナス要因の排除、それから漢方薬や気功など免疫力向上の処方を先生がしてくださいますから、腫瘍もそれほど暴れる気配はなさそうです。

今、常に心がけているのは、まず気功をすること。それから、早寝早起きしてウォーキングし、食事内容にも気をつけること。そしてもう一つが気持ちの持ち方です。

気功は七年前から始めましたが、そのころは楽しむ程度でした。でも病気になってからは毎日真剣にやるようにしました。当時は朝四時半に起きて気功をし、食事して出勤していました。今はリタイアしたので、少しゆっくりです。

ウォーキングは、筋肉の衰えは万病の元となり、免疫力も筋肉を使うほど上がると聞いたので、毎日、朝食後にしています。夕食後のウォーキングは家内と一緒です。

玄米をおいしく食べ、芋類もたくさん食べます。ただし、腹八分目を心がけています。

◉がんになってここに来たからこそ、今の生活ができている

とくに気功なんですが、とにかく気功をしていると気持ちがよいのがありがたくて続けています。もう、やらないといられないです。歩くだけでも気持ちがいいのです。「気功体質になったね」と先生に言われました。気功の気持ちよさは料理と同じで、食べてみないとわからないって先生が言われていたけど、まさにコレだなという感じで気功を味わっています。自然体で生活のなかに気功があるということです。時間を大切に、気功を日課の第一重点にしています。

つくづく思うのですが、もし私ががんを見つけてもらっていなければ、こういう気持ちのよい生活はたぶんできていません。昔のままの自分で生きていたら、と考えるとゾッとします。これだけ気持ちよく過ごす機会に恵まれたのですから、たいへん満足しています。ですから、もしもがんで死んでしまっても別にかまわないとさえ思っています。

がんにならなかったら、生活習慣も変えられなかったはずです。がんと言われてし

ばらくは暗い気持ちで、一年半くらいはCTの結果を戦々恐々として聞いていました。でも二年目くらいからは、この治療方針を続けていればがんは恐くないという気持ちが強くなり、手術しないで肺がんが治った先例となれば、みなさんが恐怖心を持たないですむだろうな、なんて思っています。

◉自分でも勉強することが大切

治療については、理解したうえで取り組むのが最も効果があると思います。がんの原因は一つ二つではないので、悪いものを一つひとつ除いていく必要があります。ゼロ・サーチで、ジオパシック・ストレスと電磁波の影響をチェックしていただいたら、これらが患部に悪さをしていることがわかり、そこで寝る場所を変えたらよくなって、びっくりしました。知らないと大変なことになります。

自分でも勉強することが大切ですね。それから情報を選ぶことも大切です。テレビの料理番組で、ほんとにたくさん白砂糖を使った料理をして見せるんですが、「あんなことやって…」とあきれます。知らないことは恐ろしいです。自分がしっかりしていないといけません。

とにかく、患者の意向を尊重してくださる矢山先生には感謝しています。私は三年前からは健康診断は受けないことにしました。生活習慣を大切にすることで、病気にならないこと、そして、病気になっても治すことができます。健康診断を受けなかったために新たな病気にかかっても後悔しないと思いますし、第一、今の生活習慣を続けていけば、病気になるはずはないと思っています。

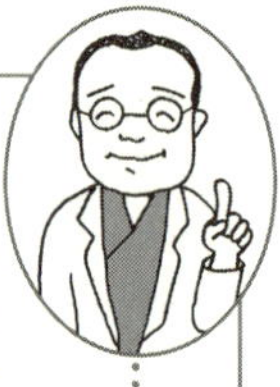

矢山院長のコメント

Sさんは、右肺上葉に直径約3センチの腫瘍が確認されてから、もう五年以上経っています。

CTでは悪性の可能性が高く、外科医の目からはちょうど〝切りごろ〟なので、「手術をして、その後再発防止を漢方や気功でしてはどうですか?」とすすめましたが、手術をしないでいきたいとの意志が強く、それならCTで検査をしながら、自然治癒力の向上をできるだけ工夫していこうという方針でフォローしています。

奥様とご一緒に気功に非常に熱心に取り組まれ、そのレベルは黒帯クラスといってよいです。初めは体の動きがロボットのように固まっていましたが、徐々に柔らかいものになりました。真剣に練習すると何年かかっても到達できない境地に速やかに行けるものだと感心させられます。

ＣＴでは、一年間でわずかですが増大傾向、直径32ミリから32・3ミリとのレポートがあり、私のほうが心配しつつ注意深くフォローしていますが、受診のたびに気力充実した姿を見せていただき、人間の強さや可能性に驚かされています。

証言19

乳がん──抗がん剤や手術は怖いが、がんは怖くない

M・Aさん（56歳女性）

《症状・経過》

八年前に左の乳房にしこりを感じていました。「脂肪の固まりかな、おかしいな」と思いましたが、ほうっておきました。

そのころは「いつ寝てるの？」と言われるくらい働いていました。よく遊んで旅行にも行ったし、仕事も家事も休むということをしませんでした。そんなときに心理的にショックを受ける出来事があり、深酒をしてますます体に負担をかけたりして、そのショックから立ち直るのに一年くらいかかったと思います。

休もうと思っていたのに新しい会社をつくったりして、結局、そんな状態が続いていたころ、体がどうしようもなくきつくなりました。大好きな日本酒がまずくなったんです。とにかく何か重大なことが体に起こっているとわかったので、

迷わずがんセンターの乳腺科に行きました。そして「乳がんで即手術」と言われました。ベッドが空くのを待っていたとき、友人から「是非に」と、ある方を紹介されたんです。その方は、自然療法で自分のがんを治している方で、私と同い年、よく似た条件でしたが、元気にお仕事もしておられました。

その方から自然療法をされる病院を紹介され、漢方薬などの治療を受け、食事療法と「サトイモパスタ」（打ち身などの汚血や、腹水を皮膚から吸い出すために昔から使われていた貼り薬。がんに使うときはショウガ湿布と併用する）とショウガ湿布を始めました。そうしたら、がんがどんどん小さくなり、皮膚の表面にポツポツ突起が出て、二カ月目にはもう治ってしまうんじゃないかと思いました。

◉自然療法で生活習慣病が全部解決した

毎日、三時間おきにサトイモパスタとショウガ湿布を続けました。職場にも持っていってやっていました。玄米も食べていました。ところが三カ月くらいして、今度はがんが少しずつまた大きくなりだしたんです。でも、とにかく玄米と自然療法をしたおかげで、今までになく体調がよくなりました。激しい片頭痛、肩凝り、腰痛、高血圧、下痢、便秘が取れて、いわゆる生活習慣病が全部解決したんです。

病院にも行っていました。K病院の新免疫療法を三カ月に二回、一回三十万円くらいかかりましたが、十回やりました。でも、そこのY先生が、「まだ若いし、進行も速いので切りなさい」と言われたので、乳腺専門のクリニックに行きました。

その先生にはひどく怒鳴られました。「今までほうっておいたのは死にたいからか！」と言われたので、「いいえ。私は治りたいから自然療法をしています」と答えたんです。そして、「私はいろいろな病院に行きましたけれど、自然療法の先生方は『今までさんざん切ってきたけれども、結局がんは治らず、またもどってくる。だから外科医をやめて自然療法をやっている』という先生方だったんです」と説明しました。それから、その先生方がみな、「あなたは治る」とおっしゃることや、腫瘍マーカーはいつも異常なしだったということを話しました。

◉結局、手術をしたが、腫瘍だけを取ってもらった

でも先生は、「私は今まで、あなたのようなことをしていて結局手術もできなくなっ

て亡くなった人を何人も見ている。すぐ手術をしなさい」とおっしゃって、病院を紹介されたんです。それで、そちらで手術を受けることにしました。

私は先生に、「抗がん剤も放射線もいやです。腫瘍だけ取ってください。大胸筋も小胸筋も残してほしい」と言いました。その先生はよくわかってくださって、希望どおりにしてくださいました。術後十日間入院させてもらいましたが、ベッド待ちの人がいるからと早々に退院しました。だってそれ以上治療しないんですから。主人が玄米やビワ茶などを病院まで持ってきてくれました。

そのころは主人もよくわかってくれて助けてくれました。初めは、「なぜ手術しないんだ。なぜ抗がん剤治療をしないんだ。わがままだ」とすごく怒っていました。でも、家族会議を開いて、「迷惑をかけて申し訳ないけれど、自分の命だし、好きなようにやらせてもらえないだろうか」と冷静に話しました。そうしたらわかってくれました。

それから一年間、私が自然療法に取り組むのを見て、私が元気になるのを目のあたりにしているわけですから、信じて協力してくれました。

◉周りの人は自分の意見に責任をもつべき

治療を受ける人は「自分が治る」のが「周りのため」になってしまっているという大事なことを忘れないことが大切です。自分が治るために治療を受けるんです。周りの人たちも治ってほしいと思っているのでしょうが、その人たちは現代医学についてどれほどの情報をもってその人の治療に意見をするのでしょうか。それだけの責任をもつべきです。

私には親戚にがんで亡くなった人がたくさんいます。みんな、抗がん剤を打って苦しんで亡くなりました。とにかく「最高の治療を受けよう」と外国に行った人もいます。中国で免疫療法を受けた人もいます。あらゆることをやったのに、最後は抗がん剤を打ってつらい亡くなり方でした。私は抗がん剤がどれほど免疫力を落とすか知っています。少々症状があっても元気だった人が、あっという間にヨレヨレになって死んでしまうんです。

もちろん、手術をして抗がん剤を打ってもピンピンしている人もいます。でも確率的には少ないわけです。私も家族にわかってもらうために、大変な思いをしました。

家族が不安だと本人も不安だし、申し訳なくなる。また、不安だとがんが大きくなるんです。周りの家族が足を引っぱっているのを見るとくやしいです。だって、がん患者って、周りを気にする人が多くて、周りに合わせようとするんです。断れなくて抱えこんだりして。でも、結果的にそれはちっとも周りのためになっていなかったんです。私もそうでした。

◉再発しようが転移しようが「どんどんいらっしゃい」

だから今は、仕事でも開き直って「がん患者に何ちゅうこと言うの?」「そんなことは体にさわるからできない」ってはっきり断るんです。でも、そうしたらちゃんと他の人がやってくれているんです。それでもなんとか仕事は回るんですよ。何事も周りのためではなく、自分のためにすることが大切だと思います。

それともう一つ。私は一年間徹底的に自然療法をしていますから、その効果を知っている強みがあります。手術をして取ったがんの組織の半分は死んでいたということで、先生は「意外と小さかったね」と言われたんですが、私はこれが自然療法の効果だと確信できたんです。だからこれからは再発しようが転移しようが、どんどんいらっしゃいという感じで、自分で治す自信があります。

もちろん、そのためには矢山先生のような先生方のお力を借りる必要があります。とにかく今、私は元気です。落ちこんでいないし、周りに迷惑かけずに仕事もしています。抗がん剤打ってヨレヨレになって家事もできず、食べられない、青い顔しているのでは家族は安心できるはずがないのです。

◉矢山クリニックに「患者主体」を感じた

矢山先生のことは以前から知ってはいましたが、クリニックを開業されたというので受診することにしました。先生からお話を聴きました。よく勉強しておられるし、患者さんの話もよく聞いてくださる。そして現代医学を完全に否定しているのではなく、それも上手に取り入れながら、東洋医学とか気功とかを組み込んでおられる。それでこの先生の考え方が患者主体になっているなと思ったんです。「この先生なら」と思って治療を受けました。

そうしたら本当に調子がよくなりはじめて、家族も私も、私ががん患者だっていうことを忘れてしまうようになって無理を始めたんです。お刺身を食べたり、少しお酒を飲んだり、遅くまで起きていたり、生活がゆるくなってきたんです。すると、定期的に検査だけしてもらっていた乳腺科のCT検査で、肺に腫瘍が多発していると言われました。

そこでまた、その先生から「抗がん剤、しますよね」と言われ、私は「しません」と答えました。そうしたら先生が「あなた、うちに何しに来てるのよ」と言われて、「チェックだけはしていただきたい」と申し上げたら、「あなた咳出るでしょ、体だるいでしょ」と強く言うんです。

その日からずっと咳が出ていて、このごろは喘息みたいな咳になってタンも少し出ます。でも、これは肺がんが治り始めている印だと思いましたし、タンが出ることも「掃除が始まった！」と思っていました。

◉なぜか不安感がない

そして首のリンパのところにもコリコリがあって、矢山先生に診ていただいたら「遺伝子の傷の反応がある」と言われて、「あー、ここにも転移したんだ」って思って。でも私、それでも、こわかったり眠れなかったり食欲がなかったりしないんです。

ちょっと無理をすると眠たい感じはするけれど、きつくもないので、自分でも「どうなっているんだろう?」って思っています。なぜか不安感がないんです。

今、自然療法はサトイモパスタをこの数日間、心を入れ替えてしっかりやっているんですが、すごくいいです。ビワの温灸とかコンニャク湿布とかもやっています。パスタができないときは、今日もそうですが、ビワの生葉をこうして胸に当てていて、この上からレーザーをしていただいたのですごく気持ちがいいです。

それから、手当てをするときには、「これで治るんだ」って応援の言葉をかけるんです。そうしたら朝起きたとき、ほんとに気持ちがいいです。咳込んでタンが出ても「あー掃除だ」と思うとうれしくなってきて、「よーし。今日も元気で仕事に行こう!」って元気が湧いてくる。

ニンジンジュース、矢山クリニックで処方された漢方薬、梅しょう番茶が朝ごはん。お昼は玄米弁当とスギナ茶。休みの日にかぼちゃのコブ煮とか、レンコンバーグとかおかずの作り置きをしています。主人は歯の具合がよくないので五分づき米で、魚も肉も食べますが、体のために控え目にしています。食べられる人は食べてもいいって割り切ってます。

◉私は弱虫だから抗がん剤がいや

私は頼まれてお料理教室で教えているので、砂糖も牛乳もバターも使わない本物のお菓子の味を教えてあげたりして、本当に楽しいです。自然療法をやっているときも、自分で人体実験をしているような感じで楽しいですし、がんの人たちにも「食事の知識をもって自然療法をしていれば大丈夫ですよ」って言いたいです。

このようなお話をすると、私が精神的に強い人間だと思われるようですが、私は弱虫だから抗がん剤がいやなんです。だって抗がん剤くらい怖いものはないことをこの目で見て知っているんです。弱虫だからしたくない。相談にこられる方がいらっしゃいますが、「あなたは強いから」とか「ご主人が協力してくださるから」とか「あなたと私は違う」とかおっしゃる方までいらして、自分の言い訳が先にきておられる。それなら相談なんかしないでほしいと思いますが…。

自分で治そうという気がなければ治療は始まりません。人のせいにするのは簡単です。あの先生がどう言った、家族がこう言うから、では先に進みません。不安なのはあたり前ですが、自分で情報を集め、自分で行動しなければ何も変わらないんです。

◉「がんではすぐに死なない」ことを知っているから

それともう一つ。私には、自然療法を自分でしっかりやったという経験が活きています。なぜなら「がんではすぐに死なない」ということを知っているからです。しこりを感じて四年間、ハチャメチャな生活をして確かに重症化しました。体がヨレヨレになってやっと病院に行きました。だから、がんは怖いということも知っています。でも、すぐには死なないことも身にしみてわかっています。がんになっても、一年間手当てをしなかったり、抗がん剤を使わなかったくらいでは死なないんだということを身をもって体験しています。

だから、怖くないんです。「転移して体力が落ちても、自然療法をすればまたよくなる。もう、がんでも転移でもドーンといらっしゃい」って感じです。よくなったり悪くなったり、横ばいだったり、たとえ骨にヒビが入っても自然治癒力で治るんですから。そして、だんだん寿命に近づいて、私は八十歳くらいまでは生きるんじゃないかな、と思うんです。でも目的がないといけないので、海外旅行に行こうと思って毎日英会話のテープを聴いています。とにかく「行くぞ！」って言っています。

◉私は現代医療のほうが怖い

さきほども言いましたが、私は弱虫です。抗がん剤も手術も怖い。自分でつくって育てたがんですから、あきらめも必要かもしれない。でも、本当に私が怖いのは現代医療です。乳腺科の先生は、私が抗がん剤をしないと言ったとき、「肝臓に転移して、肺にも転移して、胸水がたまって息ができなくなって、骨に転移して動けなくなるのよ。そうしたらどうするの?」って言われたので、「私はそうならないんです」と答えたら、びっくりして「じゃあ、何しに来るの?」っておっしゃったんです。

いちばん怖いと思ったのは、思い込みとも言える確信をもって「抗がん剤治療をしなさい」と言われた先生の態度です。本当はいい先生なんですよ。熱心なんです。いろいろやっておられる。でも、先生の言葉と態度で気持ちが沈むんです。西洋医学だけでは治らない人もいるということ、自然治癒力があるんだということ、そして先生の言葉の暴力で患者を苦しめていることもあるということに気づいてくださる日がいつかきてほしいです。

それにしても、日本はなんて無駄なことをしているんでしょう。今のがん治療はお金がかかります。抗がん剤なんかにお金をかけないで、もっと効果のあるかもしれない自然療法が保険で治療できるような医療体制にしていくべきです。

抗がん剤が有効だという判定基準（※）が、「がんが半分に縮んだ状態が一カ月あればいい」ことになっているなんて説明してくれる医者がいますか？　そんなの治ったっていいませんよね。患者もそのことをどれくらい知っているんでしょう。ほとんどのお医者さんは西洋医学しか知らないんです。帰ったらビワの葉温灸をしなさいって言ってくれるお医者さんがどれくらいいるでしょうか？

医学教育がおかしいんだと思います。「抗がん剤を打っても治る人も治らない人もいる。でも打たなければ絶対悪くなります」と言われるんです。「いったい何なんだろう？」って思います。

◉「患者が医者を選ぶ」という自覚をもつこと

お医者さんのことを言いましたが、患者も悪いんです。自分の努力で自分の体を何とかしようと思っていない。あの医者はどうだとかこうだとか言いながら、頼っているわけです。それだけではだめです。そういう医者を選んだのも自分の責任です。お医者さんはそういう教育を受けてきているし、真面目な方ほど信じて一生懸命やっておられるんです。お医者さんは忙しすぎるというのも問題でしょう。忙しすぎて、治療を通して患者から学ぶとか、患者が本心を言えるような関係をつくるとか、そうい

※抗がん剤が有効だという判定基準

抗がん剤による治療効果は、①著効、②有効、③不変、④進行の四つに区分して表現されます。

①著効＝腫瘍がすべて消失し、それが四週以上持続した場合

②有効＝画像診断で判定した腫瘍の縮小率が一方向で見て30％以上、二方向で見て50％以上でその状態が四週以上持続した場合

③不変＝有効以下の効果または25％以内の腫瘍の増大が四週以上持続した場合

④進行＝腫瘍の25％以上の増大又は新病変の出現がある場合

抗がん剤が有効であると医師から説明されると、一般的にはそれでがんが治るというイメージをもちますが、効果の判定は四週間に限定されて行われているということです。さらに詳しく抗がん剤の効果を知るには「奏効率」「奏効期間」という指標に注目する必要があります。抗生剤が効くというと感染症が治癒することを意味しますが、抗がん剤が効くという表現は治癒することを意味していないということです。

う大切なことを忘れているのかもしれません。自分の体も無視して突っ走っておられるのではないかと、患者としても心配します。

とにかく「患者が医者を選ぶ」という自覚をもつことです。そして、見つけたら信頼すること、自分も治ると念ずること。自分の病気を自分で治す、お医者さんには手助けをしてもらうんだという自覚をもつこと。ちゃんとわかってもらえるように患者も勉強して説明すること。オドオドしないで自分の考えを伝えることが大切です。

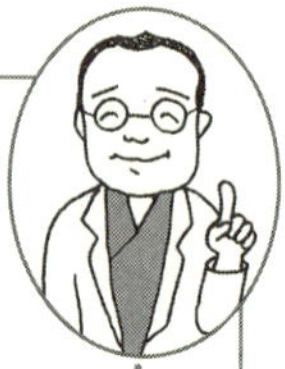

矢山院長のコメント

M・Aさんのインタビューは、日常の診療のなかで少しずつうかがっていた内容がまとめて出ており、よく読むとたいへん勉強になります。

①心身に長い間負担をかけ続けてがんが発症してきた生活パターンのこと
②自然療法で生活習慣病が解決したこと、そのときがんは外見的には大きくなったこと、それはのちに切除したとき、半分壊死していたこと
③新免疫療法のこと
④専門科のドクターとのやりとりでストレスを感じていること

⑤家族の理解と応援の大切さ
⑥抗がん剤による治療を患者の側からよく勉強し、厳しく見つめていること
⑦がんであるということを口に出して日常が送れていること、気持ちががんに負けていないこと
⑧自分で治そうという気持ち、情報を集めることの大切さ
⑨西洋医学だけが医療でないことをもっと多くの医師が学ぶべきこと
⑩患者さんと医師のあるべき関係について

などなど、血液検査と画像診断から抽出された病気という現象のみを相手にしていたのでは知ることのできない、病気をもちつつも充実した生のあり方が明確に述べられています。ここまでこられるには、大きな葛藤や言葉にされていない苦しみを何度も乗り越えてこられたことでしょう。

今後もできるだけの医療的サポートを続けていく所存です。

証言20 聴神経腫瘍

病気になってよかった――「幸せ」がわかったから

A・Hさん（61歳女性）

《症状・経過・受診のきっかけ》

左の聴神経腫瘍と診断され、今、一年と五カ月になります。

あるとき、書類を読んでいても焦点が定まらず、読んでいる文章の上に行ったり、下に行ったりするようになりました。それで、まず眼科に行ったんですが、よくわからなくて…。フラフラしていたので耳鼻科にも行きましたけれど、納得できる説明ではなかったんです。そこで、次は脳神経外科に行きました。そこでMRIの検査をして、「腫瘍があります」と言われました。でもその説明も、二人の先生が違うことをおっしゃるので腑に落ちなかったんです。そうしているうちに、会社の所長さんが矢山先生を紹介してくださいました。

◉歯の治療が全体の治療効果をよくしたと思う

最初、先生から「手術はしないのですか？」と聞かれました。私は「手術をしなくて死ぬんだったら、それは私の寿命だから手術はしません」と言いました。そのあと先生は一度も手術をしなさいとは言われませんでした。

先生からは「病気のことを家族に話していますか？」と聞かれ、「ああ、そんなに大変な病気だったのか」と思いました。でも、自分でどういう治療を受けるかちゃんと決めてから家族に話さないと、余計な心配をかけると思っていたし、病気についていろいろ聞かされても不思議とまったく動揺しませんでした。

先生に言われて、まず水を変えました。井戸水でしたから、すぐに変えようと思いました。もともと水がおいしくなかったので。それから、ずーっと前から歯の治療をしたいと思っていたところ、先生が歯の治療をする必要があるとおっしゃったので、すぐ治療を始めました。昔から歯が悪く、よく治療をしていましたが、いつも歯医者さんの言われるとおりにしていて、それが悪かったかなって残念に思います。つくづく歯は大切だと思います。

歯の治療をしていなかったら、このようなよい治療効果は出ていないと思います。体を整えていなければ、次の治療には進めないという先生の説明はスーッと入ってきました。悪いことを一つひとつ取り除いていかないと薬の効果もないだろうし、と思いました。

先生の指導で生活習慣も変わりました。まず、食べることに関してです。以前は、朝は食べたり食べなかったりで、昼は会社の近くに食べに行ったり、お弁当を買ってきたりしていました。夜は残業で、帰りは九時、十時になるんです。それで、家にあるものを食べてなんとかしていました。でも今は、朝食にゆっくり時間をかけておいしく食べています。食事については、本当に今まで悪いことをしていたなあと反省しています。

◉昔からもらっていた情報の大切さに気づいていなかった

昔、仕事の関係で知った気学の先生に、「家相のいい家を建てなさいよ。気は大切だよ。元気、活気、気持ち、それから気功の気っていうでしょう」とアドバイスを受けていたんです。また、治療をしてくださる方もいらして、人間の体には「経絡」というものがあって、私に、「ここは気の流れが悪くなっているよ」とか言われていたんです。今、考えてみると、私は昔からいろんな情報をもらってたんだなあって思います。それを私は、大切なこととして気づいていなかったんですね。

私は本当に病気になってよかったと思います。なぜかというと、きちんと仕事を辞められたからです。私の会社には定年がないんです。仕事ができなくなったときが定年ということです。ですから、昨年六十歳になって、そろそろゆっくりしようかなあと思いつつも、結局、ふんぎりがつかなかっただろうと思います。でも私の病気がわかって会社に話したら、みんなすぐに引き継ぎをしてくれて、私のことを気遣って心配させないようにしてくれました。

◉病気に本当に感謝している

私は昔から神様に「辞める時期がきたら教えてください」とお願いしていたんです。お願いをしていたから、この病気がきたんだと思います。「あんたがそんなこと頼むから病気になったのよ」とか言われましたが、自分では「辞めます」とは言えなかったと思います。今は仕事もちゃんと引き継いでもらったし、それでも心の張りになる程度には少しだけ仕事もさせてもらっています。

病気はまんざら悪いことばかりではないと思います。考えるきっかけを神様がくださったのだと信じています。

私がそのとき思ったのは、「人間の幸せはこういうことか」ということです。今まで「こういうこと」に気づかなかったなぁって思うんです。朝、家でゆっくりと食事ができる、悩みがなく、本当に心配事がなく、「今がいちばん幸せ」だと思いました。

去年は体がきつく、車を運転するときも事故を起こさないようにと、祈るようにしていました。でも体に元気がなくても、気がめいったり沈んだりしたことはありませんでした。

私は本当に幸せということがわかりました。幸せは、お金や物じゃないということが、こういう気持ちになれることが…。うまく言えないけれど、「以前は幸せをはき違えてたなー、やっとこういう気持ちになれたー」と、本当に私は病気に感謝しています。

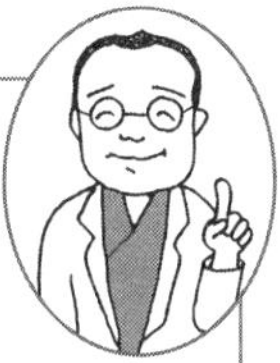

矢山院長のコメント

Hさんの病気は脳腫瘍の一種で、聴神経腫瘍です。腫瘍が内耳道から小脳橋角部に入っているため、病気めまいや歩行時のふらつきがありました。

手術はしないという意志が固いので、まず、体調を整える漢方薬や体内の金属汚染を除去する治療を行いつつ、症状が悪化するならば、放射線治療か、ガンマナイフによる治療をすすめようと考えていましたが、一年四カ月たって、ふらつきも軽くなり、駅の階段も手すりをもたずに上り下りができるようになっています。

ＣＴやＭＲＩの検査でも腫瘍の大きさが不変の状態なので、「共存状態」と考えられます。今後も注意深くフォローする必要があります。

証言21 膀胱がん

手術をせずに「がんと共存中」

S・Sさん（68歳男性）

《症状・経過》

血尿が出たことがあったのですが、そのときは受診しませんでした。しかし、一年後の夏、朝風呂に入ったあとに胸がしめつけられる感じがあったので病院に行くと、「急性腎不全」と診断され、緊急透析を受けました。尿が十分に出ていなかったために腎不全になったという説明でした。幸い、透析は一回ですみました。その後三カ月間入院し、CTや骨シンチなどの検査を受けました。結果は「膀胱がんⅢ期b」で、末期だと言われました。

入院したK病院では、まず手術をすすめられました。しかし結局、治療は受けなかったんです。理由は二つあって、一つは、手術は十時間ほどかかると説明されて、そのような大手術はしたくないと思いました。もう一つは、手術しても再発の可能性があるということ。検査の結果、今のところはリンパ節転移はないようだが、手術して開けてみないとわからない。リンパ節転移があれば、再発の可能性はあるというわけです。

手術で完全に治ってしまうと言い切れるのなら受けてもいいのですが。じつは息子が一年後に結婚する予定でした。手術をしないで自然にしていれば、それまでは生きていられるだろうと思いました。そういうわけで結局、手術はしなかったんです。自分でよく考えた末の結論でした。自分の責任です。

「手術しないなら何をするか」となると、がんの三大療法のうちの抗がん剤か放射線ということになります。

◉「抗がん剤はイヤです」と言ったら、「あんた死にますよ」

じつは私は、以前から「がん」に興味があっていろいろな本を読んでいたんです。近藤誠先生の『患者よ、がんと闘うな』などですね。だから絶対、抗がん剤はイヤだと思っていたんです。でもこのままではいけないというんで、押し切られる形で抗がん剤治療を受ける決心をしたんです。

ところが、準備をしていよいよというときに、病院の売店で買った雑誌に安保徹先生の免疫の話が載っていて、ひまだから何度もくり返し読みました。とにかく、がんの三大療法は絶対したらいかんと。あれだけ権威のある医者が書かれるくらいですから、やっぱりそうに違いないと思いました。それで安保先生のすすめておられる自律神経免疫療法をどこで受けることができるのか、発行元に電話をして聞きました。

長崎のT先生を紹介されたので、電話で問い合わせると、安保先生の『免疫革命』を読んでから来るようにと言われました。そこで、K病院から外出許可をもらい、家内と娘と一緒に行きました。

診察を受け、私も家族もその治療の意図するところを十分納得したんです。そうなると、もう抗がん剤治療は受けるつもりはありませんので、K病院には「いろいろご心配をしてくださったのに申し訳ありませんが、やっぱり抗がん剤はイヤですから退院させてください」と言いました。

そうしたら先生は、本当に怒って「あんた死にますよ」と言われました。そんな言葉、医者が患者に言うべきかどうか…と思いますが、まあとにかく頭を下げてお断りしたんです。それからは毎週一回、一年間、長崎へ通院しました。

◉矢山先生に出会って「自分で治す」と決心

その後、あるとき新聞でHさんという方の記事を読んだんです。がんでも非常に前向きに生きておられることを知って感動して、さっそく会いに行きました。そのときにHさんに「矢山先生のところへ行ってごらんなさい」とすすめていただきました。

私は自分ががんであることを隠すことなくオープンにしています。そうすると、いろんな人が、お元気ですかとか、声をかけてくださるし、体によいといわれるものを紹介してくださったり、情報がどんどん入ってきます。オープンにしているということは本当にいいことだと思いました。

私はがん患者ですが、よく「気力に満ちているように見える」と言われます。それは、私が今の状況を楽しんでいるからかもしれません。川竹文夫さんの「ガンの患者学研究所」にも入会しています。川竹さんのように「がんになってよかった」とまでは言いませんが、がんになっていろんなことが変わったんです。

矢山先生が「医者や薬はお手伝いで、治すのは自分です」とおっしゃる意味がわかってきた気がします。「自分で治す」と決心しました。とはいっても、普段は自分がががんだなんてあまり意識していません。あまり考えることはありませんね。

　私は、信頼できる先生に出会えたことが本当にうれしいです。安心しているんです。先生と話をしていると気分がよくなります。病院を楽しみに来るなんておかしな話ですが、先生に会って話をするのが楽しくて心地いいんですね。これが免疫を高めているんだと思います。今は二週間に一回の通院ですが、毎日来たいくらい、引っ越そうかと思うくらいです。

◉がんで人生を一旦停止、「三大療法でなくても治ります」と話してまわるのが夢

　がんになってからは、規則正しい生活をしています。食事も変わりました。私は大酒飲みだったんです。毎日飲んで午前様でした。体が強いという自信がありました。でもやめました。家内がいろいろ気を使って、雑穀の入ったご飯や体によいおかずをつくってくれます。それから、食後三十分は横になって体を休めています。家族は本当にみんなよくしてくれます。子どもたちも心配してくれます。孫もいますので、私は孫にとってもいいおじいちゃんでありたいと思っています。

　私は末期がんだったんです。私の人生を考えると、大酒飲みでしたから、脳卒中か

心臓病で死んだかもしれません。そんな病気だったら、待ったなしでしょう。がんになったので「一旦停止」できたんです。まだ自分の仕事があるということです。それなら、「よし、元気になって長生きして米寿を目標にするぞ」と考えたんです。今、六十八歳ですから、あと二十年。まず古稀、喜寿、米寿と目標を高くしていきたいです。

私は以前、「自分はがんにやられました」とよく言っていました。でも今は「がんと仲よくしています」と言っています。完全に消えてしまわなくても、大きくならなければいい。できれば消えるともっといい。もっと元気になって、がんで悩んでいる人たちに「三大療法でなくてもがんは治ります」と言ってお話しして回ることが夢なんです。ですから、私は元気になって長生きしないといけないんですよ。

若いころはいろいろ夢を見ますが、ハルウララ（百連敗以上して人気になった競走馬）のようにゆっくり行くのもいいことだと思います。ストレスを溜めなくなりました。もちろん、プラス思考といっても一時的に落ち込むこともありますよ。でも三大療法じゃなくても一年以上、こうやって生きています。大丈夫ですよ。

私に「死にますよ」と言い放った医者も、私が元気になっていけば、あのとき一時的に感情的にはなったけれど、やっぱり喜んでくれるだろうと思います。大学病院では三大療法をやらないわけにはいかないでしょう。でも三大療法で治らないことは医者がいちばんよく知っているはずです。だから、今の若い先生方には、本当に大切なことを勉強してほしいと思います。もっと医療が変わってほしいと患者の立場から願っています。

私は大丈夫です。いい出会いがあって本当にうれしいんです。

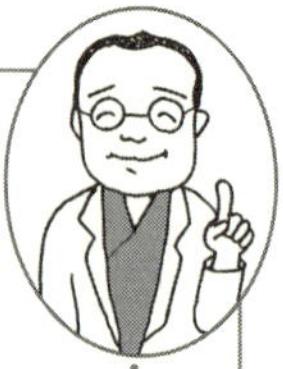

矢山院長のコメント

膀胱がんで抗がん剤療法のためのリザーバー（血管内に薬を長期間注入するための器具）をつける直前までいって、インタビューにあるようにそれを中止し、「自律神経免疫療法」を八カ月間行ったあとに受診されました。

がんの治療は手術、放射線、化学療法がベストで、それしか有効な手段がないという常識が壊れようとしています。

しかし、いわゆる三大療法以外を選ぶには、患者にも医療者にも大きな勇気が必要です。勇気だけではなく細心の医学的注意とサポート、それに加えて、それまでのがんを発症するに至った生活上の心理的、物質的因子を取り除き、変えていく必要があります。Sさんは発症してから二年六カ月、がんと共存しつつ克服されようとしています。我々の行っている漢方薬を中心とした治療、近医で行われている丸山ワクチンによる免疫療法に加えて、「ガンの患者学研究所」にも入会して積極的に学んでいこうとされています。

何がベストの治療なのか、がんの治療とはいったいどうあるべきなのか、医師として正直、私はわかりません。それは、生体という複雑系に複数の要因が加わって現象を起こしているからです。複雑系はほんの少し条件が変わっただけで結果がまったく違ってくるということが、この新しい科学の研究でわかってきています。将来、この複雑系の科学が医学のなかに入ってくると、マスで得られた治療法をそのまま個人に適用することが、果たして有効なのか再検討する必要が生じてくるはずです。それは個々人のわずかな条件の差も、複雑系である生体にとっては非常に大きな差を生み出すからなのです。

我々はバイオレゾナンス（波動共鳴）という手法を用いて、そのときその場の個人の状態を読み取り、より正常に近づくようにさまざまな副作用のない治療法を適用していく方法論をとっています。この方法で全力でSさんをサポートしているのが現状です。

証言22 肝細胞がん
余命三カ月と言われたのに、七カ月で驚異的な改善

S・Yさん（83歳女性）

《症状・経過・受診のきっかけ》

私は今、八十三歳で、C型肝炎に肝細胞がんが合併しています。

もともとC型肝炎も自覚症状はなかったんです。健診で肝機能が悪いと言われて、F先生のところで三～四年検査をしてもらっていましたが、風邪をこじらせてから急に肝機能が悪くなって、S病院で詳しく調べてもらうことになり、「肝細胞がん」とわかりました。

S病院では、肝動脈塞栓法エタノール注入とかラジオ波で焼き固める治療とかも受けました。でも、「これ以上することはない。進行が早く、寿命があと三カ月しかないから、入院できる病院を探すように」と言われました。

私は死ぬ覚悟を決め、ダンボール箱を用意して身辺整理を始めました。すると、

息子がF先生に相談したら、「S病院でサジを投げられた人で、よくなった人がいるから」と矢山先生を紹介してくださいました。

矢山先生は、「大丈夫。治療法がないということはない。やれることはいっぱいある。一緒にがんばろう」っておっしゃいました。私は先生を信じました。ここでこの先生に治していただこうという気になりました。「絶対」と思いました。

◉治療後一週間でシャッシャッシャーと歩いた

私には矢山先生の最初の一言が効きました。先生はこう言われたんです。「がんは親指の先ぐらいしかなくてこんなに小さいんだよ。人間の体はそれに比べたらこんなに大きいんだから、そんなちっぽけなもんに負けることはないって。大丈夫、がんばって。来年は、もうダメって言った先生のところへ『こんなに元気になりました』って報告に行きなさい」と。

これは効きました。治療をしてもらって、一週間でシャッシャッシャーッて歩くようになりました。本当にびっくりしました。すごいと思いました。うそみたいでした。

（息子さん談）ほんとにすごいと思います。奇跡のようです。一週間で力強く歩いているのを見て、「こんなことがあるのか」と、とにかくびっくりしました。

◉「死ぬ用意していた人とは思えないくらい元気」

先生の治療のなかでは、プラセンタの注射がすごくいいです。もともとだるさはないんですけど、体のなかから活力が湧いてきます。

先生は治療以外に、そのつど食生活などの生活習慣についていろいろ教えてくださるので、それはちゃんと守ります。とくに食事には気をつけています。生野菜はあまり食べません。乳製品もとりません。若い家族と一緒だけど、自分でいろいろ考えて気をつけるようにしています。

おかげさまで食事がおいしくなりました。よく眠れるし、家のことも少しはできます。友達からは、「あなたどこが悪いの？」って言われます。メガネも金属製からプラスチック製にすぐ替えました。指輪もしていましたが、その場ですぐ外しました。

S病院で治療していたときとは精神的にもまったく違っています。がんは私のなかに存在していますが、それと共存していこうという気持ちになっていますから…。

矢山先生に励ましていただけるのが楽しみでここへ来ています。もう少し寿命を延ばして、元気に、周りに迷惑をかけないような生き方をしていきたいなと思います。誰にでもお迎えは来ます。お迎えが来るまでは精一杯生きていようと思っています。

（息子さん談）死ぬ用意をしていた人とは思えないくらい元気になっています。びっくりしていますよ。

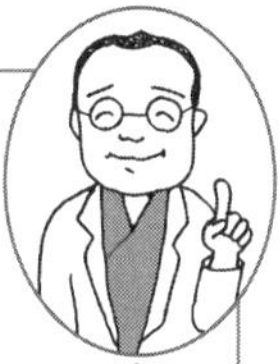

矢山院長のコメント

二年前より肝細胞がんでエタノール注入、肝動脈塞栓術治療をくり返していました。受診時、全身状態は比較的良好でした。ご主人を早く亡くされ、苦労された方なので、クヨクヨしても事態はよくならないことを体でわかっておられる方だと数回の診察のなかで思いました。前医からの紹介状には「がんの残存があり、これ以上の侵襲的な治療（手術などのこと）を行っても今後は改善できないと判断する」とありました。

漢方薬、プラセンタで治療を始め、その後、免疫療法を加えています。治療を始めて七カ月ですが、全身状態の改善がみられています。プラセンタには肝細胞再生因子が含まれていることがわかっていますので、肝硬変の支持療法として有効です。免疫療法でがんとの共存状態となっていると考えられます。

「お迎えがくるまでは元気でいたい」「それまでいろいろ治療を考えます」という会話をがん患者さんとかわしていると、こちらの心も癒される思いがして、気持ちのもち方の大切さを改めて認識させられます。

あとがき

かつて、私に「もっと違う医療を」という強い願望を抱かせてくださった方は、私よりたぶん七〜八歳年上の脊髄小脳変性症と診断された女性でした。その方は二年足らずで、独歩からほぼ寝たきり状態になられました。私は診察室で、どうして私が医者で、あなたが患者という役まわりなのだろうと、自分の、そして現代医学の無力さに言葉にできない憤りや懺悔をくり返していました。

しかし私は、難病やがんと闘う患者さんのインタビューを通して、目の前に「輝く光のような患者さん」を見て、深く感謝し、これ以上の喜びはないと感じています。それは、この方々が大きな希望と示唆を私に与えてくださったからです。

私にとって恩師としか言いようのない患者さんたちに出会ったことによって、未熟な私は数々の気づきを与えられました。そして、そのような学びのおかげで、私はこのインタビューに応じてくださった方々の尊い意図が理解できたように思います。

この患者さんたちの証言が、ほかの多くの〝患者さん〟と呼ばれる方々に、さらに多くの医療従事者の方々に勇気をおこす一助になることを願っております。

今後も「実存的転換」という生き方の変化を遂げようとする方々がたくさん出てこられ、新しい医療のあり方が広まっていくに違いないと確信しております。

私にこのようなチャンスをくださった矢山利彦先生に、そして永年教えを受けている日野原重明先生に、それからインタビューに応じてくださった「難病・がんでもあきらめない」皆様に、深く感謝申し上げます。

鶴　一子

〈編著者略歴〉

矢山利彦（ややま・としひこ）

バイオレゾナンス医学会理事長／矢山クリニック院長

1980年、九州大学医学部卒。福岡徳州会病院で救急医療を中心とした診療に携わり、福岡医師漢方研究会で東洋医学を学ぶ。漢方薬、鍼灸などの研究、実践を経て、気功に辿り着く。
1983年、九州大学医学部第2外科に入局。大学院博士課程にて免疫学を研究した後、1987年に佐賀県立病院に移り、好生館外科医長、東洋医学診療部長を歴任する。
2001年、Y.H.C.矢山クリニックを開院。2005年6月、医科と歯科、気功道場、自然食レストランを併設した新病棟を開院。西洋医学と東洋医学を融合させ、「気」の生命エネルギーを生かす総合的な医療を実践している。
波動医学の研究を進め、バイオレゾナンス医学会を設立し、自ら経路エネルギー測定器「ゼロ・サーチ」を開発。漢方薬、鍼灸、代替医療を気の観点から統合したホロトロピック的アプローチによる医療を実践している。独自に開発した気功や、空海の研究者としても知られる。

主な著書に『気の人間学』『続・気の人間学』『気でひきだせ、無限の治癒力』『あいうえお言霊修行』（以上、ビジネス社）、『超訳・空海の人間学』（クエスト）、『リウマチがここまで治った！』（評言社）などがある。

〈連絡先〉
医療法人山桃会 Y.H.C.矢山クリニック
〒840-0201　佐賀県佐賀市大和町大字尼寺3049-1
電話　0952-62-8892
ホームページ　http://www.yayamaclinic.com/
メールアドレス　info@yayamaclinic.com

難病・がんでもあきらめない！

2015年 7月 7日　初版　第1刷　発行

編著者　矢山 利彦
発行者　安田 喜根
発行所　株式会社 評言社
東京都千代田区神田小川町 2 - 3 - 13
M&C ビル 3 F（〒 101 - 0052）
TEL 03 - 5280 - 2550（代表）
http://www.hyogensha.co.jp
印刷　㈱シナノパブリッシングプレス

ISBN978-4-8282-0578-6 C0077
定価はカバーに表示してあります。
落丁本・乱丁本の場合はお取り替えいたします。